Dieta Antinfiammatoria

Scopri il segreto per attivare il tuo metabolismo, gestire i FODMAP, perdere peso in modo salutare e potenziare il tuo sistema immunitario per un benessere ottimale.

Di Claudia Moretti

Copyright © 2023 di [PEN NAME]

Tutti i diritti riservati.

Nessuna parte di questo libro può essere riprodotta in qualsiasi forma senza il permesso scritto dell'editore o dell'autore, ad eccezione di quanto consentito dalla legge sul copyright italiana

Sommario

Capitolo 1: Decifrare l'Antinfiammazione: Come e Perché Funziona 5

Capitolo 2 Il Metabolismo Svelato: Funzioni, Mitologia e Modo di Azionarlo 24

Capitolo 3 I FODMAP Spiegati: Identificare e Gestire gli Alimenti Che Possono Infiammare il Tuo Corpo 44

Capitolo 4: Perdere Peso in Maniera Salutare: Strategie Nutrizionali e Psicologiche 61

Capitolo 5: Il Potere Nascosto del Sistema Immunitario: Come la Dieta Può Sostenerlo 77

Capitolo 6: Piatti Antinfiammatori: Ricette e Consigli Pratici per Ogni Pasto della Giornata 94

Capitolo 7: Lista della Spesa Definitiva: Guida Dettagliata agli Alimenti Antinfiammatori 113

Capitolo 8: Il Legame tra Attività Fisica e Dieta Antinfiammatoria: Consigli per un Allenamento Ottimale 132

Capitolo 9: Storie di Successo: Come la Dieta Antinfiammatoria Ha Cambiato la Vita di Persone Reali 153

Capitolo 10: Gestire le Difficoltà: Consigli e Strategie per Affrontare le Sfide del Cambiamento Alimentare 169

Capitolo 11: Prevenire e Gestire le Infiammazioni Croniche: Un Approccio Dietetico 185

Capitolo 12: La Dieta Antinfiammatoria come Stile di Vita: Consigli per Mantenere i Benefici a Lungo Termine 200

Capitolo 1: Decifrare l'Antinfiammazione: Come e Perché Funziona

Capire l'infiammazione è il primo passo fondamentale per apprezzare la necessità e l'efficacia di una dieta antinfiammatoria. Infatti, il termine "infiammazione" ha le sue radici nel latino "inflammatio", che significa "accendere un fuoco". Questa definizione antica contiene in sé la chiave per capire il ruolo dell'infiammazione nel nostro corpo: è una scintilla che può sia aiutarci a guarire che mettere a repentaglio la nostra salute se diventa un fuoco incontrollato.

L'infiammazione è una risposta del sistema immunitario a lesioni, infezioni o altre minacce. È un processo biologico essenziale che protegge il corpo umano dai pericoli, svolgendo un ruolo cruciale nel processo di guarigione. In altre parole, è come l'allarme di un sistema di sicurezza, segnalando all'organismo che qualcosa non va e che è necessario intervenire.

Immagina di tagliarti il dito mentre stai cucinando. L'infiammazione entra in azione immediatamente: il tuo dito si gonfia, si arrossa, e senti un dolore. Questo accade perché il tuo corpo sta inviando un flusso di sangue e di cellule immunitarie per proteggere l'area, eliminare l'infezione e iniziare il processo di riparazione. Questo tipo di infiammazione è acuta, il che significa che si risolve una volta che la ferita è guarita.

Tuttavia, non tutta l'infiammazione è benefica come nel caso del taglio al dito. Quando l'infiammazione diventa cronica, può portare a una serie di problemi di salute. L'infiammazione cronica si verifica quando la risposta infiammatoria del corpo rimane attiva anche in assenza di un pericolo immediato. A differenza dell'infiammazione acuta, che è un incendio controllato per pulire una zona di danno, l'infiammazione cronica è come un incendio che continua a bruciare, danneggiando i tessuti sani.

Questo stato di "allerta costante" può essere innescato da vari fattori, tra cui lo stress cronico, l'esposizione a tossine ambientali e, cosa molto importante, la dieta. Alcuni alimenti, come quelli ricchi di zuccheri raffinati e grassi saturi, possono innescare un'infiammazione, mentre altri, come frutta e verdura, possono aiutare a ridurla.

Il ruolo dell'infiammazione nel corpo è quindi duplice. Da un lato, è una risposta essenziale e benefica a lesioni e infezioni. Dall'altro, se diventa cronica, può portare a malattie e disfunzioni. È in questo delicato equilibrio che si trova la chiave per capire la dieta antinfiammatoria. Esplorare ulteriormente questo concetto, ci permetterà di vedere come una dieta bilanciata e nutritiva può non solo nutrire il corpo, ma anche proteggerlo, mantenendo il 'fuoco' dell'infiammazione sotto controllo.

È importante sottolineare che l'infiammazione non è un nemico assoluto, ma un meccanismo che, se gestito correttamente, può effettivamente servire a proteggere il corpo. Questa comprensione ci porta al cuore del dilemma dell'infiammazione: il suo duplice ruolo come salvatore e distruttore.

Quando parliamo di infiammazione, è fondamentale distinguere tra l'infiammazione acuta e quella cronica. Sebbene entrambe siano risposte del nostro sistema immunitario, i loro effetti sul nostro corpo e la nostra salute differiscono notevolmente. La sfida, quindi, è riconoscere quando l'infiammazione sta operando come un alleato e quando, invece, si è trasformata in un antagonista. E questa è una sfida che inizia nel piatto, poiché le scelte alimentari possono avere un ruolo cruciale nel mantenere l'equilibrio tra i due volti dell'infiammazione.

L'infiammazione acuta può essere paragonata a un eroe in prima linea, pronto a combattere per la tua salute. Quando il tuo corpo è ferito o attaccato, l'infiammazione acuta scatta in azione. Questo è un processo istantaneo, un'allerta rapida che indica al sistema immunitario di intervenire. Supponiamo che tu abbia battuto il ginocchio. L'area colpita diventerà rapidamente calda, rossa, gonfia e dolorosa. Questo è il risultato dell'afflusso di sangue e dei nutrienti inviati per proteggere l'area e avviare il processo di riparazione. Questa reazione si esaurirà non appena il problema sarà risolto, come un vigile del fuoco che estingue un incendio e poi torna alla caserma.

In contrasto con l'infiammazione acuta, l'infiammazione cronica è un nemico silenzioso che opera nell'ombra. È come un allarme che suona continuamente, anche quando non c'è un pericolo imminente. Questo può accadere quando il corpo percepisce erroneamente una minaccia e mantiene l'infiammazione attiva a lungo termine. Il problema è che, sebbene l'infiammazione sia utile nel breve termine per proteggere il corpo, una risposta infiammatoria persistente può iniziare a danneggiare i tessuti sani.

Immagina l'infiammazione cronica come un incendio che continua a bruciare senza controllo. Può danneggiare non solo l'area immediatamente circostante, ma può anche diffondersi, causando danni a lungo termine in tutto il corpo. Questo stato di allerta costante non solo esaurisce le risorse del tuo sistema immunitario, ma può anche portare a una serie di problemi di salute, tra cui malattie cardiache, diabete, artrite e persino alcuni tipi di cancro.

Il riconoscimento di queste due forme di infiammazione è la chiave per comprenderne l'importanza e l'impatto sulla nostra salute. Avere una risposta infiammatoria acuta è un segno di un sistema immunitario sano che fa il suo lavoro. Al contrario, un'infiammazione cronica è un campanello d'allarme che indica che qualcosa non va nel nostro organismo.

Ecco perché è essenziale comprendere e rispettare il ruolo dell'infiammazione nel nostro corpo. Sì, può essere un eroe in prima linea che ci protegge, ma quando sfugge al controllo, può diventare un nemico insidioso. È il nostro compito, attraverso scelte di vita sane e una dieta equilibrata, garantire che l'infiammazione rimanga il nostro alleato piuttosto che diventare un avversario. Ecco dove entra in gioco la dieta antinfiammatoria. Unendo una conoscenza approfondita del funzionamento dell'infiammazione con le scelte alimentari giuste, possiamo aiutare il nostro corpo a mantenere l'equilibrio, facendo in modo che l'infiammazione acuta sia pronta ad agire quando necessario, ma evitando l'insorgere di un'infiammazione cronica.

Quando ci riferiamo alla dieta antinfiammatoria, non stiamo parlando di una dieta nel senso tradizionale del termine, dove l'obiettivo principale è spesso la perdita di peso. Piuttosto, si tratta di un modo di vivere, un approccio olistico alla nutrizione che mira a nutrire il corpo e supportare le sue funzioni naturali, compresa la gestione dell'infiammazione.

La dieta antinfiammatoria si concentra su alimenti ricchi di nutrienti che supportano la salute immunitaria e riducono l'infiammazione. Allo stesso tempo, incoraggia a limitare o evitare alimenti che possono stimolare una risposta infiammatoria, come gli zuccheri raffinati e gli oli vegetali altamente processati.

In questo modo, possiamo utilizzare il cibo non solo per nutrire il nostro corpo, ma anche per modulare la nostra risposta infiammatoria, permettendo al nostro sistema immunitario di fare il suo lavoro senza causare danni inutili. È un approccio proattivo alla salute che ci permette di prendere il controllo e di fare le scelte migliori per il nostro benessere.

Quindi, quando parliamo di infiammazione acuta versus cronica, stiamo parlando di equilibrio. Come molte cose nella vita, l'infiammazione può essere sia amica che nemica, a seconda di come è gestita. Ma con le giuste conoscenze e strumenti, possiamo assicurarci che rimanga dalla nostra parte, proteggendoci senza causare danni.

Capire questa dinamica è fondamentale per comprendere il suo ruolo e come, se non ben bilanciata, può passare da protettiva a distruttiva. Per poter affrontare il problema alla radice, è necessario riconoscere quando l'infiammazione sta servendo a nostro favore e quando invece si sta ritrovando a operare oltre i suoi limiti, diventando una forza contraria alla salute.

L'infiammazione è un attore versatile sul palcoscenico del nostro corpo, interpretando sia il ruolo del protettore che quello del potenziale antagonista. Questa dualità può avere implicazioni significative sulla nostra salute, in particolare quando l'infiammazione persiste oltre il suo mandato originale di risposta immediata a una minaccia. Quando l'infiammazione diventa cronica, può avere effetti devastanti, contribuendo a una vasta gamma di malattie, dalle malattie cardiovascolari ai disturbi autoimmuni. Da qui l'importanza di un atteggiamento proattivo, che si basi sulla consapevolezza delle dinamiche dell'infiammazione e sulla capacità di intervenire, attraverso le scelte alimentari e lo stile di vita, per mantenere l'equilibrio necessario alla salute.

Prima di tutto, consideriamo le malattie cardiovascolari, una delle principali cause di morte a livello globale. Molti di noi sanno che dieta e stile di vita possono influenzare il rischio di sviluppare queste malattie. Tuttavia, ciò che potrebbe non essere così noto è il ruolo giocato dall'infiammazione cronica in questo processo. Nel corso del tempo, l'infiammazione cronica può contribuire all'accumulo di placche nelle arterie, un processo noto come aterosclerosi. Queste placche possono restringere le arterie o rompersi, provocando un attacco di cuore o un ictus.

Le malattie autoimmuni rappresentano un altro esempio dell'impatto dell'infiammazione sulla nostra salute. In queste condizioni, il sistema immunitario, confuso, attacca erroneamente le cellule sane del corpo, provocando un'infiammazione cronica. Questo processo può colpire qualsiasi parte del corpo, dando origine a malattie come l'artrite reumatoide, la sclerosi multipla e la psoriasi, per citarne solo alcune.

Il legame tra infiammazione cronica e malattie autoimmuni suggerisce una possibile spiegazione per il motivo per cui queste malattie sono in aumento. Viviamo in un'epoca di stress cronico, cibo spazzatura, mancanza di sonno e sedentarietà, tutti fattori che possono contribuire all'infiammazione cronica e, quindi, aumentare il rischio di malattie autoimmuni.

È importante sottolineare, però, che nonostante l'infiammazione sia un fattore chiave in queste malattie, non è l'unica causa. La genetica, le infezioni, gli squilibri ormonali e altri fattori ambientali svolgono tutti un ruolo. Tuttavia, l'infiammazione cronica è un comune denominatore, un filo che collega queste diverse malattie.

Questo ci porta a una conclusione importante: per prevenire o gestire queste condizioni, dobbiamo affrontare l'infiammazione. Questo non significa solo prendere farmaci per sopprimere la risposta infiammatoria del corpo, ma anche fare scelte di vita che supportano un'infiammazione sana. Una dieta antinfiammatoria può essere un elemento cruciale in questo puzzle, aiutando a ridurre l'infiammazione cronica e supportando la salute generale del sistema immunitario.

L'infiammazione non è semplicemente un sintomo di malattia: può essere una causa radicata. È un fuoco che, se non controllato, può divampare e provocare una serie di problemi di salute. Ma con le giuste strategie, possiamo controllare questa fiamma e ridurre il suo impatto sulla nostra salute.

Per esempio, mangiare una dieta ricca di antiossidanti e nutrienti anti-infiammatori può aiutare a ridurre l'infiammazione cronica. Questi alimenti, che includono frutta e verdura colorate, pesci grassi come il salmone, noci, semi e cereali integrali, offrono sostanze nutritive che aiutano a rafforzare il sistema immunitario e a combattere l'infiammazione.

Allo stesso modo, limitare o evitare alimenti che promuovono l'infiammazione può essere altrettanto importante. Questi includono alimenti altamente lavorati, zuccheri raffinati, grassi trans e alcuni oli vegetali.

Oltre alla dieta, anche altri stili di vita possono contribuire a gestire l'infiammazione. L'esercizio fisico regolare, una buona notte di sonno, la gestione dello stress e l'abbandono del fumo di sigaretta sono tutti modi efficaci per aiutare a tenere a bada l'infiammazione.

In ultima analisi, gestire l'infiammazione è una questione di equilibrio. Il nostro obiettivo non dovrebbe essere eliminare completamente l'infiammazione, poiché svolge un ruolo cruciale nella nostra salute. Piuttosto, dovremmo puntare a supportare il nostro corpo in modo che possa mantenere un equilibrio sano, rispondendo alle minacce in modo appropriato senza danneggiare i propri tessuti.

Così facendo, possiamo ridurre il rischio di una serie di malattie, da quelle cardiovascolari ai disturbi autoimmuni, e promuovere un benessere generale. L'infiammazione può essere un avversario formidabile, ma con le giuste strategie, possiamo trasformarlo in un alleato per la nostra salute. Questa trasformazione coinvolge numerosi aspetti del nostro stile di vita, e tra questi, la nostra dieta occupa un ruolo di primo piano.

Infatti, se l'infiammazione fosse un fiume, il cibo sarebbe una delle principali fonti che lo alimentano o, al contrario, lo modera. E' come se con ogni boccone, avessimo l'opportunità di scegliere se avvalerci del potere dell'infiammazione come forza protettiva, o se spingere il processo oltre i suoi limiti utili, alimentando un'infiammazione cronica e nociva. Il cibo che mangiamo può influenzare notevolmente il processo infiammatorio nel nostro corpo, per il meglio o per il peggio. Quindi, tenendo presente l'impatto del cibo sull'infiammazione, possiamo iniziare a fare scelte alimentari più consapevoli che siano in linea con la promozione del nostro benessere generale e della salute a lungo termine.

Immagina il tuo piatto come un campo di battaglia microscopico. Da un lato, ci sono alimenti che possono scatenare l'infiammazione. Questi alimenti "pro-infiammatori" spesso includono quelli altamente lavorati, pieni di zuccheri raffinati e grassi trans. Essi agiscono come provocatori, incitando il sistema immunitario a reagire eccessivamente e contribuendo all'infiammazione cronica. Il consumo frequente di questi alimenti può portare a un'infiammazione continua, che a sua volta può portare a una serie di problemi di salute.

Per esempio, considera una bevanda zuccherata. È dolce, rinfrescante e piacevole al palato. Ma non appena la bevi, gli zuccheri raffinati entrano nel tuo flusso sanguigno, provocando un picco di zucchero nel sangue. Il tuo corpo risponde producendo insulina per ridurre il livello di zucchero nel sangue. Se questo ciclo si ripete spesso, può portare a un'infiammazione cronica, resistenza all'insulina e eventualmente diabete di tipo 2.

Dall'altro lato del campo di battaglia, ci sono alimenti che possono aiutare a contrastare l'infiammazione. Questi alimenti "anti-infiammatori" sono spesso ricchi di antiossidanti e altri nutrienti che aiutano a calmare il sistema immunitario e a ridurre l'infiammazione. Essi agiscono come pacificatori, aiutando a placare la reazione infiammatoria del corpo e a promuovere la guarigione.

Prendi, ad esempio, i mirtilli. Questi piccoli frutti sono carichi di antiossidanti chiamati antocianine, che hanno potenti proprietà anti-infiammatorie. Quando mangi mirtilli, le antocianine lavorano per ridurre l'infiammazione, contribuendo a proteggere il tuo corpo dai danni dei radicali liberi e a promuovere la salute generale.

È importante notare, tuttavia, che non tutti gli alimenti "pro-infiammatori" sono cattivi, né tutti gli alimenti "anti-infiammatori" sono buoni in tutte le circostanze. La chiave è l'equilibrio e la moderazione. Ad esempio, anche se i grassi trans e gli zuccheri raffinati possono promuovere l'infiammazione, ciò non significa che devi eliminare completamente dolci o alimenti fritti dalla tua dieta. Allo stesso modo, non tutti i nutrienti anti-infiammatori sono utili per tutti; alcuni possono persino provocare reazioni allergiche o intolleranze in alcune persone.

In sostanza, il cibo è molto più di solo carburante. Può essere un potente strumento per modulare la risposta infiammatoria del tuo corpo. Mangiare una dieta bilanciata, ricca di alimenti integrali e naturali, può aiutare a ridurre l'infiammazione cronica e promuovere un ottimo stato di salute. Questo non significa che debba essere priva di piacere o limitante. Al contrario, una dieta antinfiammatoria può essere incredibilmente varia e deliziosa, ricca di frutta e verdura colorate, cereali integrali, proteine di alta qualità e grassi salutari.

Ad esempio, pensa al salmone, un pesce ricco di acidi grassi omega-3, noti per le loro proprietà anti-infiammatorie. Abbinato a un'insalata di quinoa e verdure a foglia verde, condita con olio extra vergine di oliva, hai un pasto delizioso e equilibrato che può aiutare a combattere l'infiammazione.

Allo stesso modo, le spezie come la curcuma e lo zenzero non solo aggiungono sapore ai tuoi pasti, ma contengono anche composti potenti che possono aiutare a ridurre l'infiammazione. La curcuma, ad esempio, contiene curcumina, un composto studiato per le sue proprietà anti-infiammatorie.

Ogni boccone che prendi è un'opportunità per nutrire il tuo corpo e supportare il tuo benessere. Non è necessario essere perfetti, ma fare piccoli cambiamenti verso una dieta più antinfiammatoria può fare una grande differenza. Ricorda, il cibo non è solo carburante, ma medicina. Scegliere alimenti che sostengono la tua salute può aiutarti a vivere una vita più lunga, più sana e più felice.

E questa prospettiva di considerare il cibo come medicina è fondamentale quando si parla di un approccio antinfiammatorio alla salute. In quest'ottica, l'armamentario per la lotta all'infiammazione si amplia notevolmente: non si tratta solo di pillole e prescrizioni mediche, ma si rivela che uno degli strumenti più potenti può essere trovato non in una farmacia, ma in un luogo molto più accessibile e familiare: la tua cucina.

In questo contesto, la cucina diventa una sorta di laboratorio personale, dove ogni ingrediente ha il potenziale per promuovere la salute e ogni piatto può diventare una tappa nel viaggio verso un benessere a lungo termine.

Adottare una dieta specifica, attentamente progettata per mitigare l'infiammazione, può rappresentare una svolta significativa nella salute di una persona. Una tale dieta non è una cura miracolosa né una soluzione rapida. Piuttosto, è un modo sostenibile di nutrire il corpo con alimenti che sostengono la sua funzione ottimale, riducendo contemporaneamente l'esposizione a sostanze potenzialmente infiammatorie.

La dieta antinfiammatoria si basa sul principio che alcuni alimenti possono promuovere l'infiammazione, mentre altri possono aiutare a ridurla. Ma, come funziona esattamente una dieta antinfiammatoria?

Gli alimenti che consumiamo contengono una varietà di composti che interagiscono con il nostro corpo in modi unici. Alcuni di questi composti possono promuovere l'infiammazione, come le citochine pro-infiammatorie prodotte in risposta a certi grassi e zuccheri. Altri composti, come gli antiossidanti presenti in molti frutti e verdure, possono aiutare a ridurre l'infiammazione.

Una dieta antinfiammatoria è progettata per bilanciare questi effetti. Includendo una varietà di alimenti ricchi di antiossidanti e nutrienti anti-infiammatori, e limitando quelli che possono promuovere l'infiammazione, siamo in grado di modulare l'equilibrio infiammatorio nel corpo.

Per esempio, una dieta antinfiammatoria potrebbe privilegiare alimenti come le verdure a foglia verde, ricche di vitamina K e fibra, che possono aiutare a ridurre l'infiammazione. Allo stesso modo, includerebbe alimenti ricchi di acidi grassi omega-3, come il pesce grasso, le noci e i semi di lino, che sono noti per le loro proprietà anti-infiammatorie.

Ma una dieta antinfiammatoria non è solo una questione di cosa mangiare. È anche importante considerare come gli alimenti sono preparati. Ad esempio, cucinare a temperature elevate, come la frittura, può produrre composti che promuovono l'infiammazione. Al contrario, metodi di cottura più delicati, come la cottura al vapore o al forno, possono aiutare a preservare i nutrienti anti-infiammatori.

È anche importante considerare l'intera dieta, piuttosto che concentrarsi su alimenti singoli. Una dieta antinfiammatoria è più di una somma delle sue parti. Alimenti diversi possono lavorare insieme per produrre effetti sinergici, potenziando la loro capacità di combattere l'infiammazione. Ad esempio, abbinare alimenti ricchi di ferro, come la carne rossa, con alimenti ricchi di vitamina C, come

il peperone rosso, può migliorare l'assorbimento del ferro e allo stesso tempo fornire un potente colpo di antiossidanti anti-infiammatori.

Una dieta antinfiammatoria va anche oltre il cibo. Fattori come lo stress, il sonno e l'attività fisica possono influenzare i livelli di infiammazione nel corpo e dovrebbero essere considerati come parte di un approccio olistico alla salute.

Ricorda, la dieta antinfiammatoria non è una dieta nel senso tradizionale. Non si tratta di restrizioni e privazioni. Invece, è uno stile di vita, una scelta consapevole di nutrire il tuo corpo con alimenti che promuovono la salute e il benessere. Una dieta antinfiammatoria non solo può aiutare a ridurre l'infiammazione, ma può anche sostenere la salute del cuore, favorire un peso sano, migliorare l'umore e la funzione cognitiva, e aiutare a prevenire una serie di malattie croniche.

Nel corso di questo libro, esploreremo in dettaglio come una dieta antinfiammatoria può contribuire a questi benefici per la salute. Ma per ora, ricorda questo: ogni scelta alimentare che fai è un'opportunità per influenzare la risposta infiammatoria del tuo corpo. Attraverso le scelte alimentari consapevoli, hai il potere di plasmare il tuo percorso verso la salute e il benessere.

Capitolo 2 Il Metabolismo Svelato: Funzioni, Mitologia e Modo di Azionarlo

In molte conversazioni, il metabolismo viene spesso citato come il fattore decisivo nel controllo del peso. Se qualcuno ha un metabolismo "rapido", può mangiare tanto quanto vuole senza ingrassare, mentre qualcuno con un metabolismo "lento" può lottare per mantenere il peso sotto controllo. Ma ridurre il metabolismo solo a questo aspetto sarebbe un errore. Il metabolismo è molto di più, è una funzione fondamentale per la vita, un complesso balletto biochimico che si svolge in ogni cellula del nostro corpo.

Il metabolismo è il termine usato per descrivere tutte le reazioni chimiche che avvengono nel corpo per mantenere le cellule e gli organismi vivi. È il motore che alimenta tutte le funzioni del corpo, dal battito del cuore al pensiero, alla digestione del cibo. Senza il metabolismo, la vita come la conosciamo non potrebbe esistere.

Queste reazioni metaboliche possono essere divise in due categorie principali: cataboliche e anaboliche. Le reazioni cataboliche rompono le molecole per ottenere energia, come quando il tuo corpo decompone il cibo che mangi in molecole più piccole che può utilizzare. Le reazioni anaboliche, al contrario, utilizzano l'energia rilasciata dalle reazioni cataboliche per costruire le componenti delle cellule, come le proteine e gli acidi nucleici.

Il metabolismo non si limita a fornire energia per le funzioni corporee. Gioca un ruolo cruciale in numerose funzioni corporee, tra cui la regolazione della temperatura corporea, l'assorbimento dei nutrienti dal cibo, l'eliminazione dei rifiuti e la funzione immunitaria. Quando il metabolismo funziona come dovrebbe, tutte queste funzioni avvengono in maniera armoniosa e il corpo mantiene un equilibrio di salute.

Ma cosa succede se il metabolismo non funziona come dovrebbe? Le disfunzioni metaboliche possono portare a una serie di problemi di salute, dalle malattie metaboliche come il diabete, all'obesità, alla sindrome metabolica, che aumenta il rischio di malattie cardiache. Pertanto, comprendere e sostenere il metabolismo è fondamentale per la salute generale.

Nonostante la sua importanza vitale, il metabolismo rimane spesso misconosciuto. Non è qualcosa che possiamo sentire o vedere, eppure sta accadendo in ogni momento in ogni cellula del nostro corpo. Anche quando dormiamo, il nostro metabolismo sta lavorando, riparando le cellule, digerendo il cibo e mantenendo i nostri corpi caldi.

In sintesi, il metabolismo è la forza vitale del nostro corpo. È il meccanismo attraverso il quale il corpo trasforma il cibo in energia, costruisce nuove proteine e acidi nucleici, e smaltisce i rifiuti. Il metabolismo è il motore che mantiene in funzione tutte le altre funzioni corporee e la sua salute e efficienza sono essenziali per il nostro benessere generale. Nel corso di questo libro, esploreremo in profondità come il cibo che mangiamo e le nostre abitudini di vita possono influenzare il nostro metabolismo.

È fondamentale notare che, sebbene il nostro metabolismo possa essere influenzato da fattori come l'età, la genetica e la composizione corporea, non è completamente al di fuori del nostro controllo. Certe scelte di stile di vita, come una dieta equilibrata, un regolare esercizio fisico e un adeguato riposo, possono avere un impatto significativo sul funzionamento del nostro metabolismo.

Ad esempio, una dieta ricca di proteine può aumentare la termogenesi, il processo attraverso il quale il corpo brucia calorie per digerire il cibo, aiutando così a mantenere attivo il metabolismo. Allo stesso modo, l'esercizio fisico, soprattutto quello ad alta intensità, può aumentare il dispendio energetico del corpo, contribuendo ad accelerare il metabolismo.

Oltre a ciò, anche il sonno gioca un ruolo fondamentale nel metabolismo. La privazione del sonno può influenzare il modo in cui il corpo gestisce l'insulina, un ormone che controlla il livello di zucchero nel sangue, aumentando così il rischio di sviluppare malattie metaboliche come il diabete.

Pertanto, comprendere il metabolismo non è solo un'esplorazione scientifica delle complesse reazioni chimiche che avvengono nel nostro corpo, ma è anche un viaggio per scoprire come possiamo sfruttare al meglio la potenza del nostro corpo per mantenere la salute e il benessere.

In definitiva, il metabolismo non è un nemico da temere o un mistero da decifrare, ma un alleato da comprendere e nutrire. Inseguendo un approccio di vita attivo, equilibrato e consapevole, possiamo ottimizzare il nostro metabolismo, promuovendo un migliore stato di salute e benessere. Mentre ci addentriamo nelle pagine successive, esploreremo ulteriormente come sia possibile sfruttare questi processi interni in nostro favore.

Nonostante il termine 'metabolismo' sia spesso utilizzato come un unicum, in realtà non si tratta di un singolo processo. Al contrario, è un insieme di intricati processi che si svolgono simultaneamente all'interno del nostro corpo. Questi possono essere suddivisi in due categorie cruciali: il metabolismo basale e il metabolismo attivo. Entrambi svolgono ruoli vitali per la nostra salute e il controllo del peso, e la comprensione di come funzionano può darci il controllo sui nostri obiettivi di salute. Perciò, prepariamoci ad esplorare la meravigliosa macchina che è il nostro metabolismo, per imparare a lavorare con esso, piuttosto che contro di esso.

Il metabolismo basale, o metabolismo a riposo, si riferisce alla quantità di energia, misurata in calorie, che il corpo brucia a riposo per mantenere le funzioni vitali come la respirazione, la circolazione del sangue e la regolazione della temperatura corporea. Ogni individuo ha un diverso tasso metabolico basale (TMB), che può essere influenzato da vari fattori, tra cui età, sesso, peso, altezza e composizione corporea.

Il metabolismo attivo, d'altra parte, comprende l'energia che il corpo utilizza per svolgere attività fisiche, che vanno dal sollevamento pesi all'allenamento ad alta intensità, fino a semplici movimenti quotidiani come camminare o salire le scale.

Questa componente del metabolismo è spesso indicata come termogenesi attività-indotta o dispendio energetico per attività fisica.

La distinzione tra metabolismo basale e attivo è fondamentale perché ci fornisce una visione più precisa di come il nostro corpo utilizza l'energia. In termini semplici, se consideriamo il nostro corpo come una macchina, il metabolismo basale è l'energia necessaria per mantenere la macchina in funzione, anche quando è in 'stand-by', mentre il metabolismo attivo è l'energia extra necessaria quando la macchina è in 'movimento'.

Perché è importante questa distinzione? Perché offre spunti preziosi su come possiamo gestire efficacemente il nostro peso e la nostra salute. La maggior parte dell'energia che bruciamo ogni giorno è dovuta al nostro metabolismo basale. Questo significa che anche piccole variazioni nel nostro TMB possono avere un impatto significativo sul nostro bilancio energetico generale.

Mentre il TMB è in gran parte determinato dalla genetica, ci sono alcuni fattori modificabili che possono influenzarlo, come la composizione corporea. Maggiore è la massa muscolare, più alta sarà la TMB, perché i muscoli bruciano più calorie a riposo rispetto al grasso corporeo. Questo spiega perché l'allenamento di resistenza, che aiuta a costruire i muscoli, è spesso raccomandato per la perdita di peso.

D'altra parte, aumentare il nostro metabolismo attivo può essere altrettanto efficace per gestire il peso. Anche se l'attività fisica rappresenta solo una parte del dispendio energetico totale, è un fattore che abbiamo il pieno controllo. L'esercizio fisico regolare, sia aerobico che di resistenza, può aiutare a bruciare più calorie, aumentare la massa muscolare e, di conseguenza, aumentare sia il metabolismo basale che quello attivo.

Capire la differenza tra metabolismo basale e attivo ci fornisce una visione più completa del funzionamento del nostro corpo e delle strategie che possiamo adottare per migliorare la nostra salute e gestire il nostro peso. Entrambi svolgono un ruolo cruciale nel determinare quante calorie bruciamo in un giorno, ma mentre il metabolismo basale è in gran parte fuori dal nostro controllo diretto, il metabolismo attivo può essere notevolmente influenzato dalle nostre scelte di stile di vita.

Sviluppare una comprensione del proprio corpo e di come funziona il metabolismo può essere un potente strumento per promuovere il benessere e la perdita di peso salutare. Comprendere la differenza tra metabolismo basale e attivo ci consente di vedere come il nostro corpo brucia energia e come possiamo influenzare questi processi.

Per esempio, una strategia efficace potrebbe essere concentrarsi sull'aumento della massa muscolare attraverso l'allenamento di resistenza, il che può aiutare ad aumentare il TMB. Allo stesso tempo, l'aumento dell'attività fisica generale può stimolare il metabolismo attivo, portando a una maggiore spesa calorica.

Non dimentichiamo, tuttavia, che la nutrizione ha un ruolo cruciale in questi processi. Una dieta equilibrata, ricca di proteine, fibre e nutrienti essenziali, può supportare sia il metabolismo basale che quello attivo, fornendo il carburante necessario per il corretto funzionamento del corpo e la riparazione e costruzione dei muscoli.

Va sottolineato che il metabolismo è un aspetto dell'organismo altamente individualizzato. Non esiste una taglia unica per tutti. Ogni individuo ha un proprio Tasso Metabolico Basale (TMB) e tasso di metabolismo attivo, unici come impronte digitali. Pertanto, comprendere come funziona il proprio corpo e adottare un approccio personalizzato alla nutrizione e all'attività fisica si rivela fondamentale per ottimizzare il metabolismo e raggiungere i propri obiettivi di salute e benessere.

Tuttavia, mentre ci addentriamo nel vasto mondo del metabolismo, è inevitabile incrociare malintesi e credenze errate che, come nebbie ingannevoli, possono confondere e ostacolare i nostri sforzi verso il miglioramento della salute e della forma fisica. È uno degli obiettivi di questo libro disperdere queste nebbie, sfatare alcuni di questi miti e sostituirli con la luce della verità scientifica. Quindi, prepariamoci a navigare insieme in queste acque, munendoci di scienza e conoscenza come nostre bussole affidabili.

Un mito molto comune è che un metabolismo "lento" sia il colpevole della difficoltà nel perdere peso. La verità è che la lentezza del metabolismo raramente è la causa principale dell'aumento di peso. Mentre è vero che il metabolismo influisce sulla capacità del nostro corpo di bruciare calorie, l'assunzione di calorie e l'attività fisica sono molto più influenti sulla nostra forma fisica. Un bilancio energetico positivo, ovvero quando assumiamo più calorie di quante ne bruciamo, porterà inevitabilmente all'aumento di peso, indipendentemente dalla velocità del metabolismo.

Un altro mito diffuso sostiene che saltare i pasti o digiunare può aiutare a velocizzare il metabolismo e favorire la perdita di peso. In realtà, quando saltiamo i pasti, il nostro corpo entra in una modalità di "conservazione dell'energia", rallentando il metabolismo per compensare la mancanza di energia. Questo può effettivamente ostacolare la perdita di peso piuttosto che favorirla. Mangiare pasti regolari e bilanciati può aiutare a mantenere il metabolismo attivo e stabilizzare i livelli di zucchero nel sangue, favorendo la sensazione di sazietà e evitando gli eccessi.

Spesso si sente dire che l'esercizio fisico ad alta intensità è l'unico modo per stimolare il metabolismo. Sebbene l'allenamento ad alta intensità possa aumentare il dispendio energetico, non è l'unico modo per farlo. Attività a bassa intensità, come camminare o fare stretching, possono contribuire al dispendio energetico complessivo e hanno il vantaggio di poter essere sostenute per periodi più lunghi. Inoltre, l'allenamento di resistenza può aiutare a costruire massa muscolare, che brucia più calorie a riposo rispetto al grasso corporeo, aumentando così il tasso metabolico basale.

Esiste la credenza errata che esistano cibi "magici" che possono "bruciare" il grasso e accelerare il metabolismo. Sebbene certi alimenti, come quelli ricchi di proteine, possano aumentare leggermente il metabolismo perché richiedono più energia per essere digeriti, non esistono scorciatoie quando si tratta di perdita di peso. La chiave è un'alimentazione equilibrata, che fornisce tutti i nutrienti necessari, e un bilancio energetico negativo, ottenuto bruciando più calorie di quante se ne assumono.

Comprendere questi miti e la verità che si cela dietro di essi può fornire una visione più chiara e basata sulla scienza di come funziona il nostro corpo. Questo può aiutare a evitare strategie inutili o dannose e a concentrarsi su ciò che realmente importa per la salute metabolica e la gestione del peso: una dieta sana ed equilibrata, un'esercitazione fisica regolare e uno stile di vita complessivamente salutare.

È importante sottolineare che il metabolismo non è un nemico da combattere, né un meccanismo che possiamo ingannare con trucchi o scorciatoie. È un sistema complesso che il nostro corpo utilizza per convertire il cibo che mangiamo in energia, per alimentare tutto, dai processi cellulari all'attività fisica.

Invece di cercare di "velocizzare" il metabolismo con metodi non comprovati o potenzialmente dannosi, potremmo cercare di lavorare in armonia con esso. Questo significa nutrire il nostro corpo con cibi sani e nutrienti, fare esercizio fisico in modo regolare e riposare adeguatamente. Sebbene i tassi metabolici possano variare tra gli individui, queste strategie di base sono efficaci per tutti.

Inoltre, è fondamentale ricordare che la salute va oltre il peso corporeo. Anche se la gestione del peso può essere un aspetto importante del benessere per molte persone, la salute complessiva include anche la salute mentale, l'energia, la forza fisica e la resistenza, tra le altre cose.

In conclusione, sfatare i miti del metabolismo e sostituirli con informazioni accurate e basate sulla scienza è fondamentale per aiutarci a prendere decisioni informate sulla nostra salute. Capire come funziona il nostro corpo ci permette di lavorare in armonia con esso, piuttosto che contro di esso, ed è il punto di partenza per raggiungere i nostri obiettivi di salute e benessere.

Ma non dimentichiamo che il metabolismo non è un motore statico; è piuttosto una danza biochimica che si svolge nel nostro corpo ad ogni istante. Questa danza è coreografata da molteplici elementi, tra cui la genetica, l'età, il sesso, l'alimentazione e l'attività fisica, che insieme creano una sinfonia di movimenti che regolano il ritmo del nostro metabolismo. Ognuno di questi fattori svolge un ruolo chiave, e capire come interagiscono è la chiave per ottimizzare la nostra salute e il nostro benessere.

Il primo "ballerino" sulla pista di danza è la genetica. Ciascuno di noi è dotato di un ritmo metabolico unico, frutto del misterioso cocktail di geni ereditati dai nostri genitori. Questa eredità genetica può influenzare la velocità con cui bruciamo le calorie a riposo e la facilità con cui accumuliamo o perdiamo peso. Tuttavia, sebbene la genetica possa stabilire il ritmo di base, non scrive la partitura completa della nostra danza metabolica. La genetica offre la melodia, ma noi siamo i direttori d'orchestra che possono modulare l'andamento attraverso le nostre scelte quotidiane.

L'età entra in scena come un cambio di tempo nella nostra sinfonia metabolica. Con il passare degli anni, il metabolismo tende a rallentare, un fenomeno dovuto in parte alla naturale perdita di massa muscolare che avviene con l'invecchiamento. Ma non dobbiamo accettare questo rallentamento come un destino ineluttabile. Attraverso un allenamento di resistenza mirato, possiamo mantenere o persino aumentare la nostra massa muscolare, modulando il ritmo imposto dall'età.

Il sesso rappresenta un'altra nota distintiva nella melodia del nostro metabolismo. In genere, gli uomini hanno un tasso metabolico basale superiore a quello delle donne, grazie alla maggiore presenza di massa muscolare. Tuttavia, questo non preclude alle donne la possibilità di danzare con efficacia al ritmo del proprio metabolismo. Con le giuste strategie di stile di vita, anche le donne possono orchestrare con successo la loro sinfonia metabolica.

Poi abbiamo l'alimentazione, che potrebbe essere vista come la partitura che segue il nostro direttore metabolico. Il tipo di cibo che scegliamo, così come la frequenza e il momento in cui lo consumiamo, possono influenzare significativamente il ritmo del nostro metabolismo. Ad esempio, una dieta ricca di proteine può dare un ritmo più vivace al nostro metabolismo, poiché il nostro corpo consuma più energia per digerire le proteine.

Infine, ma non meno importante, l'attività fisica entra in scena come il dinamico maestro del balletto del nostro metabolismo. L'esercizio fisico non solo stimola il corpo a bruciare calorie direttamente, ma può anche aumentare la massa muscolare, la quale brucia più calorie a riposo. In altre parole, l'attività fisica può far suonare l'intera orchestra del nostro metabolismo in un crescendo energico e vigoroso.

Il metabolismo è un'esibizione sinfonica complessa e multistrato, che riflette l'influenza di una serie di fattori diversi. Alcuni di questi fattori possono essere fuori dal nostro controllo diretto, come la genetica e l'età. Tuttavia, molti altri fattori, come l'alimentazione e l'attività fisica, sono ben entro il nostro potere di controllo e possono essere modulati per favorire un metabolismo sano e attivo.

L'alimentazione, ad esempio, rappresenta uno strumento prezioso che possiamo usare per regolare il ritmo del nostro metabolismo. Una dieta equilibrata e nutriente, arricchita con cibi integrali, frutta, verdura, proteine magre e grassi sani, può alimentare il nostro corpo con l'energia necessaria per mantenere il nostro metabolismo al passo. Allo stesso modo, il tempismo dei pasti e la regolarità nell'alimentazione possono aiutare a mantenere stabili i livelli di zucchero nel sangue e a prevenire i picchi e i cali che possono destabilizzare il nostro metabolismo.

L'attività fisica, dall'altra parte, è come il direttore d'orchestra che guida l'intera sinfonia metabolica. Non solo l'attività fisica aiuta a bruciare calorie direttamente, ma può anche aumentare la nostra massa muscolare, che a sua volta può aumentare il tasso metabolico basale. Anche un esercizio moderato, come una passeggiata quotidiana, può fare la differenza, stimolando il nostro corpo a bruciare calorie più efficacemente.

Allo stesso modo, possiamo adottare strategie per contrastare i fattori che tendono a rallentare il nostro metabolismo. Anche se non possiamo fermare l'avanzare dell'età, possiamo impegnarci in allenamenti di resistenza per costruire o mantenere la massa muscolare, contrastando così il naturale rallentamento metabolico legato all'età.

Il metabolismo è una sinfonia che risuona all'interno di noi, influenzata da una serie di fattori diversi. Questa danza interna, complessa ma affascinante, è in costante movimento, modificandosi e adattandosi alle esigenze del nostro corpo. Ma con le giuste conoscenze e strategie, possiamo imparare a dirigere questa sinfonia, diventando i coreografi del nostro benessere e salute.

Ma cosa succede quando ci sembra che il ritmo si stia perdendo? A volte, il metabolismo può sembrare un enigma intricato, una macchina delicata e complessa al di fuori del nostro controllo. Eppure, non è così. Esistono strategie basate sull'evidenza che possiamo implementare per guidare efficacemente questa macchina interna. Siamo in grado di ottimizzare il suo funzionamento per promuovere una perdita di peso sana e duratura. Come i maestri di una grande orchestra, possiamo utilizzare gli strumenti che la scienza ci offre per affinare le performance del nostro organismo, guidandolo verso l'armonia di un funzionamento ottimale. In questa danza della vita, noi siamo sia i ballerini che i coreografi, i maestri e gli apprendisti, sempre in movimento verso una salute migliore e più vibrante.

Un meccanismo centrale nel stimolare il metabolismo è l'attività fisica. L'esercizio fisico non è solo una questione di bruciare calorie. È un intervento potente che può aumentare il nostro tasso metabolico basale, l'energia che il nostro corpo utilizza a riposo. L'allenamento di resistenza è particolarmente efficace in questo aspetto, poiché costruire la massa muscolare richiede più energia al corpo, anche a riposo. L'esercizio fisico, dunque, non è solo un modo per "bruciare" calorie: è un investimento a lungo termine nella salute del nostro metabolismo.

Il secondo strumento nel nostro kit di ingegneria metabolica è l'alimentazione. Un pasto bilanciato, ricco di proteine, fibre e carboidrati complessi, può aumentare la termogenesi alimentare, il processo per cui il nostro corpo usa l'energia per digerire, assorbire e processare i nutrienti. Le proteine sono particolarmente efficaci in questo, richiedendo più energia per essere digerite rispetto ai carboidrati e ai grassi. Inoltre, mangiare regolarmente durante la giornata può aiutare a mantenere stabile il nostro tasso metabolico, evitando i cali di energia che possono accompagnare i lunghi periodi di digiuno.

Oltre all'esercizio fisico e all'alimentazione, dobbiamo prestare attenzione al sonno. La qualità e la quantità del nostro sonno possono avere un impatto significativo sul nostro metabolismo. Durante il sonno, il nostro corpo svolge funzioni critiche di riparazione e rigenerazione che influenzano il metabolismo. Un sonno insufficiente o di bassa qualità può perturbare questi processi, alterando la funzione metabolica e potenzialmente contribuendo all'aumento di peso. Pertanto, creare una routine di sonno sana può essere un componente essenziale di un'efficace strategia per stimolare il metabolismo.

Non dobbiamo sottovalutare l'importanza dello stress nel plasmare la nostra salute metabolica. Lo stress cronico può alterare i nostri ormoni, portando a squilibri che possono influenzare negativamente il nostro metabolismo. Pratiche di gestione dello stress come la meditazione, lo yoga o semplicemente dedicare del tempo a se stessi e alle proprie passioni possono aiutare a mantenere equilibrati i nostri livelli ormonali e a sostenere un metabolismo sano.

Stimolare il metabolismo non è un atto di magia, ma un processo scientifico, pratico e pienamente realizzabile. Richiede una comprensione attenta delle molteplici variabili che giocano un ruolo nel nostro metabolismo e l'adozione di una serie di strategie integrate che vanno dall'esercizio fisico all'alimentazione, dal sonno alla gestione dello stress.

Considera queste strategie come i componenti di un'orchestra sinfonica. Ogni strumento suona la sua parte, e quando tutti lavorano in armonia, il risultato è una melodia che risuona con la salute, il benessere e l'energia. Esattamente come ogni componente di questa orchestra metabolica, dall'esercizio fisico all'alimentazione, dal sonno allo stress, ha un ruolo critico da svolgere. Quando queste parti funzionano in sinergia, supportano un metabolismo ottimale, promuovendo la perdita di. peso e il benessere generale.

Quindi, come un direttore d'orchestra, prendi la bacchetta e dirigi la tua sinfonia metabolica. Implementa queste strategie con attenzione e coerenza, ascolta il tuo corpo e fai i necessari aggiustamenti lungo il percorso. Il risultato sarà una melodia di benessere che risuona attraverso ogni aspetto della tua vita, un metabolismo ottimizzato che supporta i tuoi obiettivi di perdita di peso e la tua salute generale.

Ricorda, non stai cercando una soluzione rapida o un trucco miracoloso. Stai cercando di creare un'armonia duratura tra i vari aspetti del tuo stile di vita per supportare il tuo metabolismo nel lungo periodo. E in questo processo, stai non solo trasformando la tua salute fisica, ma anche costruendo un benessere complessivo e una qualità di vita che durerà per gli anni a venire.

Capitolo 3 I FODMAP Spiegati: Identificare e Gestire gli Alimenti Che Possono Infiammare il Tuo Corpo

Iniziamo questo viaggio di comprensione con un'indagine accurata su cosa significhi FODMAP. FODMAP è un acronimo, che sta per "Fermentable Oligosaccharides, Disaccharides, Monosaccharides and Polyols". Questi nomi potrebbero sembrare estranei e complessi, ma, semplificando, si riferiscono a un gruppo di carboidrati e alcoli zuccherini che il corpo umano può avere difficoltà a digerire.

Non tutti i carboidrati sono FODMAP. Alcuni, come i fruttosio e il lattosio, sono monosaccaridi e disaccaridi, rispettivamente, e possono essere problematici per alcune persone. Altri, come i fruttoligosaccaridi (presenti in alimenti come aglio e cipolla) e i galattano oligosaccaridi (che si trovano in legumi come i fagioli), sono oligosaccaridi, carboidrati complessi che possono causare disturbi digestivi in alcune persone. Infine, i polioli sono alcoli zuccherini presenti in alimenti come frutta a polpa morbida e dolcificanti artificiali.

Ma come influiscono i FODMAP sulla nostra salute? Quando i FODMAP arrivano nell'intestino, dato che il nostro organismo può avere difficoltà a digerirli, tendono a trattenere l'acqua e a fermentare grazie all'azione dei batteri intestinali. Questa fermentazione può produrre gas, che a sua volta può causare sintomi come gonfiore, dolore addominale, diarrea o stitichezza. Per alcune persone, i FODMAP possono essere il motivo di disturbi intestinali come la sindrome dell'intestino irritabile.

Non tutti, però, sono sensibili ai FODMAP. Alcuni individui possono consumare alimenti ricchi di FODMAP senza avvertire alcun fastidio. Tuttavia, per coloro che soffrono di una particolare sensibilità o di condizioni specifiche come la sindrome dell'intestino irritabile, una dieta a basso contenuto di FODMAP può offrire un significativo sollievo dai sintomi.

È importante notare che i FODMAP non sono "cattivi". Sono nutrienti naturalmente presenti in molti alimenti, tra cui molti che sono altamente nutritivi e che portano benefici alla nostra salute. Tuttavia, per le persone sensibili ai FODMAP, la comprensione di quali alimenti contengono questi composti e come gestirli può essere un elemento chiave per migliorare il benessere digestivo.

In sintesi, i FODMAP sono un gruppo di carboidrati e alcoli zuccherini che possono causare problemi digestivi in alcune persone. Comprendere cosa siano e come influenzano la nostra salute può essere un passo importante verso la gestione di disturbi intestinali come la sindrome dell'intestino irritabile. Attraverso un viaggio di autoconsapevolezza e di intuizione alimentare, siamo in grado di personalizzare la nostra dieta in base alle esigenze uniche del nostro corpo.

Ma il viaggio non si ferma qui. Non solo dobbiamo capire cosa siano i FODMAP e come possano influenzare il nostro sistema digestivo, ma dobbiamo anche allargare la nostra visione per esplorare come questi carboidrati possano interagire con altre funzioni del corpo, in particolare il processo infiammatorio. È fondamentale ricordare che l'infiammazione non è necessariamente una cosa negativa. È una parte naturale e vitale della risposta immunitaria del corpo a infezioni, infortuni e altre minacce. Tuttavia, quando l'infiammazione diventa cronica e non risponde a una minaccia immediata, può contribuire a una serie di problemi di salute, tra cui malattie cardiache, diabete e disturbi autoimmuni. Questo legame tra FODMAP, digestione e infiammazione è l'argomento che ci accingiamo a esplorare più in profondità nelle pagine seguenti.

Quindi, come si collegano i FODMAP all'infiammazione? La chiave di questo collegamento è l'intestino. L'intestino è non solo il luogo in cui i FODMAP sono fermentati dai batteri, ma è anche un sito critico per la regolazione dell'infiammazione. Il nostro intestino ospita miliardi di batteri, noti collettivamente come microbiota intestinale, che giocano un ruolo fondamentale nella nostra salute, tra cui la regolazione dell'infiammazione.

Quando mangiamo cibi ricchi di FODMAP, e questi zuccheri vengono fermentati nell'intestino, questo può alterare l'equilibrio del nostro microbiota intestinale. Questo squilibrio, noto come disbiosi, può innescare una risposta infiammatoria. Inoltre, la fermentazione dei FODMAP può causare gonfiore intestinale e alterare l'integrità della barriera intestinale, che è essenziale per proteggere il corpo dalle minacce esterne e per prevenire l'infiammazione sistemica.

Il legame tra FODMAP e infiammazione è particolarmente rilevante per le persone con sindrome dell'intestino irritabile (IBS) e altre condizioni gastrointestinali. Numerosi studi hanno dimostrato che una dieta a basso contenuto di FODMAP può migliorare significativamente i sintomi dell'IBS, compresa l'infiammazione. Tuttavia, è importante notare che la dieta a basso contenuto di FODMAP non è una soluzione per tutti, né dovrebbe essere adottata senza la supervisione di un professionista sanitario, dato che molti alimenti ad alto contenuto di FODMAP sono anche ricchi di nutrienti preziosi.

I FODMAP possono contribuire all'infiammazione alterando l'equilibrio del microbiota intestinale e influenzando l'integrità della barriera intestinale. Questo legame sottolinea l'importanza di una comprensione approfondita della propria risposta individuale ai FODMAP e della gestione attenta di questi carboidrati per chi ha una sensibilità specifica. Come sempre, l'approccio più sano è quello personalizzato e attento alle esigenze uniche del proprio corpo.

Tuttavia, ciò non implica che dobbiamo temere i FODMAP. Infatti, molti di questi composti si trovano in alimenti che consideriamo salutari e ricchi di principi nutritivi. Identificare e gestire l'assunzione di questi alimenti può essere un'arma potente per alleviare i sintomi gastrointestinali, ridurre l'infiammazione e migliorare la qualità della vita. Questo processo dovrebbe però essere guidato dalla conoscenza, non dalla paura: non tutti i FODMAP sono cattivi per tutti, e un approccio equilibrato alla dieta - che comprenda una varietà di alimenti in quantità moderate - è la strategia più sana e sostenibile.

Frutta, verdura, legumi, cereali e latticini: queste categorie di cibo, così centrali per una dieta equilibrata, sono anche le principali fonti di FODMAP. Alcuni esempi includono mele e pere, asparagi e broccoli, fagioli e lenticchie, grano e orzo, latte e yogurt. È importante notare che la presenza di FODMAP in un alimento non ne fa un cibo "cattivo" o da evitare a tutti i costi. Per molte persone, questi alimenti possono essere consumati senza problemi. Ma per coloro che sono sensibili ai FODMAP, è utile conoscere queste fonti comuni.

La strategia chiave non è eliminare tutti i FODMAP, ma piuttosto identificare quali specifici FODMAP causano problemi a livello individuale. Questo richiede un processo di eliminazione e reintroduzione, spesso guidato da un dietista o un medico. In questo processo, gli alimenti ad alto FODMAP vengono rimossi dalla dieta per un periodo di tempo, quindi gradualmente reintrodotti uno alla volta per valutare la reazione del corpo. Questo può aiutare a identificare quali FODMAP causano sintomi e quali possono essere tollerati.

Riconoscere gli alimenti ad alto FODMAP è solo la metà della battaglia. L'altro aspetto fondamentale è conoscere le alternative a basso FODMAP che possono essere usate per sostituire i cibi problematici. Ad esempio, se si scopre che le mele (un frutto ad alto FODMAP) causano problemi, queste potrebbero essere sostituite con fragole (un frutto a basso FODMAP). Allo stesso modo, il latte normale potrebbe essere sostituito con latte senza lattosio o latte di mandorle.

È importante ricordare, tuttavia, che la dieta a basso FODMAP non è una dieta "per sempre". È uno strumento che può essere usato per identificare i trigger alimentari e quindi permettere un'alimentazione il più varia e nutrita possibile. Molti alimenti ad alto FODMAP sono ricchi di fibre, vitamine, minerali e altri nutrienti preziosi, e non dovrebbero essere eliminati in maniera permanente a meno che non siano necessari per la gestione dei sintomi.

L'identificazione degli alimenti ad alto FODMAP e la conoscenza delle alternative a basso FODMAP possono essere strumenti preziosi per gestire l'infiammazione e i sintomi gastrointestinali. Tuttavia, questo processo dovrebbe essere personalizzato, equilibrato e, preferibilmente, guidato da un professionista sanitario.

Nel contesto di una dieta FODMAP, è cruciale mantenere un occhio attento sulla qualità nutrizionale generale della dieta. Evitare i FODMAP non dovrebbe mai diventare un pretesto per scivolare verso una dieta poco salutare, ricca di alimenti trasformati e priva di nutrienti essenziali. Le alternative a basso FODMAP dovrebbero essere scelte per il loro valore nutrizionale, non solo per la loro compatibilità con una dieta FODMAP. Ad esempio, se il pane di grano intero è problematico, una buona alternativa potrebbe essere il pane di segale spelta, che è più basso in FODMAP ma ancora ricco di fibre.

Inoltre, è fondamentale considerare il ruolo del FODMAP all'interno della dieta nel suo insieme. Non è solo la presenza di FODMAP in un alimento che conta, ma anche la quantità totale di FODMAP consumata nel corso della giornata. In molti casi, gli alimenti ad alto FODMAP possono essere consumati in piccole quantità senza provocare sintomi. Conoscere le proprie soglie personali è un elemento chiave per gestire i sintomi senza compromettere eccessivamente la varietà e il piacere dell'alimentazione.

Tenete presente che la tolleranza ai FODMAP può cambiare nel tempo. Ciò che causa problemi oggi potrebbe non essere problematico in futuro. Per questo motivo, è utile ritentare la reintroduzione di alimenti ad alto FODMAP di tanto in tanto, sempre sotto la guida di un professionista sanitario.

Gestire una dieta a basso FODMAP può sembrare una sfida, ma con la giusta guida e informazione, può diventare un percorso empatico verso il benessere. Non è una soluzione universale per tutti, ma per coloro che ne beneficiano, può aprire la porta a un miglioramento significativo della qualità della vita. Ricordando sempre che la chiave non è l'eliminazione totale, ma piuttosto la gestione mirata e personalizzata dell'assunzione di FODMAP, si può andare avanti con una dieta equilibrata, gustosa e ricca di benefici per la salute.

Sì, la gestione dei FODMAP nella dieta quotidiana può sembrare un compito scoraggiante. Tuttavia, con un'attenta strategia personalizzata, è possibile ridurre l'assunzione di questi carboidrati e minimizzare le conseguenze infiammatorie. Il punto focale non deve essere la privazione, ma l'adattamento: trovare il modo di godere del cibo e mantenere un alto valore nutrizionale nella dieta, pur gestendo efficacemente l'assunzione di FODMAP per il benessere individuale.

Il primo passo nella gestione dei FODMAP è acquisire una comprensione chiara di quali alimenti sono ad alto FODMAP e quali sono a basso FODMAP. Questo non significa diventare ossessionati dalla lettura delle etichette degli alimenti, ma piuttosto sviluppare una familiarità generale con gli alimenti comuni ad alto e basso FODMAP. Questo permette di fare scelte alimentari informate, non solo quando si cucina a casa, ma anche quando si mangia fuori o si fanno acquisti al supermercato.

Una volta identificati gli alimenti problematici, il passo successivo è trovare alternative a basso FODMAP che siano equivalenti sotto il punto di vista nutrizionale. L'obiettivo non è eliminare completamente i FODMAP dalla dieta, ma piuttosto sostituire gli alimenti ad alto FODMAP con quelli a basso FODMAP quando possibile, mantenendo al contempo un'ampia varietà di alimenti e nutrienti nella dieta.

Questo processo può richiedere un po' di tempo e sperimentazione. Non tutte le alternative a basso

FODMAP saranno altrettanto apprezzate o tollerate come gli alimenti originali ad alto FODMAP. Inoltre, la tolleranza ai FODMAP è un aspetto molto individuale: ciò che funziona per una persona potrebbe non funzionare per un'altra. Per questo motivo, la gestione dei FODMAP nella dieta dovrebbe sempre essere personalizzata, basata sulle proprie esperienze e sintomi.

Un'altra strategia utile è imparare a moderare l'assunzione di FODMAP piuttosto che cercare di eliminarli completamente. Molti alimenti ad alto FODMAP possono essere consumati in piccole quantità senza provocare sintomi. Inoltre, alcuni FODMAP possono essere resi meno problematici attraverso il processo di cottura o fermentazione. Ad esempio, i legumi possono essere più tollerabili se vengono lasciati in ammollo prima della cottura, mentre i prodotti a base di latte fermentato, come lo yogurt, sono spesso meno problematici dei prodotti a base di latte fresco.

La gestione dei FODMAP nella dieta dovrebbe essere vista come parte di un approccio più ampio alla salute e al benessere. È altrettanto importante fare attenzione ad altri aspetti della dieta, come l'assunzione di fibre, la qualità dei grassi, l'equilibrio dei macronutrienti, e l'assunzione di vitamine e minerali. Inoltre, lo stile di vita ha un ruolo cruciale nella salute intestinale e nella risposta infiammatoria: il sonno adeguato, l'attività fisica regolare e la gestione dello stress sono tutti fattori importanti.

La conduzione dei FODMAP nella dieta è una sfida che può essere affrontata con successo con informazione, strategia e personalizzazione. Questo non significa rinunciare ai piaceri del cibo o limitarsi a una dieta monotona e priva di sapore. Al contrario, può essere un'occasione per scoprire nuovi alimenti, sperimentare nuove ricette, e approfondire la propria comprensione del legame tra cibo e benessere.

Una delle parti più importanti nella gestione dei FODMAP è la personalizzazione. Cosa significa questo? Significa che non esiste una soluzione unica per tutti. Ogni individuo ha una tolleranza unica e personale ai FODMAP, che può variare nel tempo e in risposta a vari fattori, tra cui lo stress, le variazioni ormonali e le modifiche della microflora intestinale. Di conseguenza, la gestione dei FODMAP dovrebbe sempre essere personalizzata, adattata alle proprie esigenze, preferenze e sintomi.

Inoltre, è importante ricordare che la dieta a basso FODMAP non è intesa come una dieta a lungo termine, ma piuttosto come una strategia temporanea per identificare quali alimenti possono causare sintomi. Una volta identificati gli alimenti problematici, l'obiettivo è reintrodurli gradualmente nella dieta, fino a raggiungere il massimo livello di varietà e flessibilità alimentare compatibile con il controllo dei sintomi.

E' importante sottolineare che la gestione dei FODMAP non dovrebbe mai essere fatta da soli. È consigliabile cercare il supporto di un professionista sanitario con esperienza nella dieta a basso FODMAP, come un dietista o un nutrizionista. Questo professionista può fornire orientamenti chiari e basati sull'evidenza, aiutare a personalizzare la dieta in base alle proprie esigenze e preferenze, e fornire un supporto prezioso nel corso del viaggio verso un maggior benessere.

Gestire i FODMAP nella dieta può sembrare una sfida, ma con le giuste strategie e un approccio personalizzato, può diventare un percorso empatico verso il benessere. La chiave è l'informazione, la personalizzazione, e la disponibilità a sperimentare e imparare. Con questi ingredienti, è possibile ridurre l'infiammazione, migliorare la salute intestinale, e godersi il cibo in tutto il suo splendore. Non ci fermiamo qui, però, poiché voglio guidarvi in un viaggio nell'attuazione pratica di una dieta a basso FODMAP.

Piuttosto che concentrarsi su elenchi di alimenti da evitare o su rigide regole dietetiche, vorrei offrire un'immagine più ampia e positiva di cosa significhi veramente seguire una dieta a basso FODMAP per la salute e il benessere a lungo termine. La prossima fase di questo viaggio ci porta a esplorare come implementare e vivere una dieta a basso FODMAP, piuttosto che solo studiarla.

Prima di tutto, è importante ricordare che una dieta a basso FODMAP non significa un'alimentazione priva di sapore o piacere. Al contrario, può essere un viaggio di scoperta di nuovi sapori e consistenze. Per esempio, mentre il frumento può essere alto in FODMAP, ci sono molte alternative a basso FODMAP che offrono eccellenti opportunità culinarie, come il riso, l'avena, la quinoa, e gli spaghetti di riso. Allo stesso modo, mentre alcuni tipi di frutta e verdura possono essere alti in FODMAP, ce ne sono molti altri che sono a basso FODMAP e ricchi di nutrienti, come le fragole, le arance, le carote e gli spinaci.

Una dieta a basso FODMAP può essere vista come un'opportunità per esplorare questi e molti altri alimenti, creando pasti deliziosi e nutrienti. Per esempio, potreste iniziare la giornata con una colazione a base di avena con fragole e un pizzico di cannella, seguita da un pranzo di insalata di quinoa con pollo grigliato, carote, spinaci e un tocco di olio d'oliva. Per cena, potreste preparare degli spaghetti di riso con gamberetti e un sugo di pomodoro fresco, e concludere la giornata con una spremuta d'arancia fresca.

Allo stesso tempo, seguire una dieta a basso FODMAP significa anche imparare ad ascoltare il proprio corpo e a rispondere ai suoi bisogni in modo attento e curativo. Significa notare come ci si sente dopo aver mangiato certi alimenti, regolare le porzioni in base alla propria fame e sazietà, e fare spazio per le indulgenze moderate che rendono la vita gustosa. Per esempio, se ti accorgi che ti senti gonfio dopo aver mangiato l'avena, potresti provare a ridurre la porzione o a sostituirla con un'altra opzione a basso FODMAP. Oppure, se trovi che ti manca il tuo dessert preferito che è ad alto FODMAP, potresti cercare di creare una versione a basso FODMAP, o godertelo in porzioni piccole come un piacere occasionale..

Seguire una dieta a basso FODMAP può essere un viaggio di auto-scoperta e cura, che porta a una profonda comprensione dei bisogni unici del proprio corpo e offre la possibilità di creare un regime alimentare nutriente, gustoso e adattato alle proprie esigenze individuali. È una questione di attenzione, di adattamento e di apprezzamento per la vasta gamma di alimenti che possono nutrire il corpo e ridurre l'infiammazione, piuttosto che una lotta contro un elenco di alimenti "vietati".

Il processo di adattamento a una dieta a basso FODMAP può anche portare a sviluppare abilità culinarie innovative, sperimentando con ricette e sostituti degli alimenti per creare piatti deliziosi che rispettano le linee guida dietetiche. Molti scoprono nuovi ingredienti o combinazioni di cibi che non avrebbero mai pensato di provare, ampliando la propria dieta piuttosto che limitarla.

Inoltre, questa transizione alimentare può rafforzare la consapevolezza della connessione tra cibo e benessere. La dieta a basso FODMAP può essere un cammino verso la comprensione di come certi cibi influenzano la digestione, l'energia, l'umore e la salute generale, portando a un più profondo apprezzamento per il potere del cibo come medicina. Questa consapevolezza può avere effetti benefici a lungo termine, anche dopo aver rintrodotto con successo alcuni alimenti ad alto FODMAP nella dieta.

Seguendo una dieta a basso FODMAP, c'è l'opportunità di concentrarsi su un'alimentazione equilibrata e ricca di nutrienti. Concentrarsi su quello che si può mangiare, piuttosto che su quello che non si può, può portare a una maggiore ingestione di fibre, vitamine, minerali e altri nutrienti essenziali per il benessere del corpo.

In definitiva, seguire una dieta a basso FODMAP non è soltanto una strategia per gestire l'infiammazione e i sintomi correlati, ma può essere una pietra miliare per un viaggio verso una migliore salute e benessere a lungo termine. Con l'approccio giusto, la guida di un professionista e la volontà di sperimentare e adattarsi, può essere un passo significativo verso una vita più sana, equilibrata e soddisfacente.

Capitolo 4: Perdere Peso in Maniera Salutare: Strategie Nutrizionali e Psicologiche

Nel mondo moderno, la perdita di peso è diventata un argomento di discussione onnipresente. Riviste, siti web, programmi televisivi, tutti sembrano avere un consiglio su come dimagrire. Questa abbondanza di informazioni può, però, generare confusione, portando a misconoscimenti che rischiano di compromettere il benessere fisico e mentale delle persone. Prima di addentrarci nelle strategie per una perdita di peso salutare, è importante fare chiarezza su cosa significhi veramente questo termine.

La perdita di peso salutare non è una corsa frenetica verso l'obiettivo del peso ideale. È, piuttosto, un viaggio, un percorso di cambiamenti consapevoli e duraturi dello stile di vita che rispecchiano un impegno verso il proprio benessere. Niente diete estreme, niente integratori miracolosi, ma piuttosto scelte nutrizionali equilibrate, attività fisica regolare e cura della sfera emotiva.

Sfatare i miti sulla perdita di peso è il primo passo per impostare obiettivi realistici. Il mito più diffuso è probabilmente quello che associa la perdita di peso a una restrizione calorica drastica. In realtà, mangiare troppo poco può portare il corpo in uno stato di "fame", rallentando il metabolismo e rendendo più difficile la perdita di peso a lungo termine. Un'altra falsa credenza è quella che vuole l'esercizio fisico come l'unico metodo per perdere peso. Sebbene l'attività fisica sia fondamentale, è il bilancio energetico - ovvero la differenza tra calorie assunte e calorie consumate - che determina se si perde o si guadagna peso.

Definire obiettivi realistici è un altro tassello fondamentale nel processo di perdita di peso salutare. Impostare obiettivi troppo ambiziosi o irrealistici può portare a frustrazione, scoraggiamento e, in alcuni casi, comportamenti malsani. Perdita di peso salutare, secondo le linee guida mediche, si attesta intorno a 0,5-1 kg a settimana. Questo ritmo permette al corpo di adattarsi ai cambiamenti, preservando la massa muscolare e prevenendo l'effetto yo-yo.

E' importante ricordare che la perdita di peso è un viaggio personale e unico. Ognuno di noi è diverso, con un proprio metabolismo, stile di vita, gusti alimentari e relazione con il cibo. Un approccio "taglia unica" non esiste quando si parla di perdita di peso. Piuttosto, il percorso deve essere personalizzato, tenendo conto di queste variabili individuali e focalizzandosi su miglioramenti duraturi e sostenibili.

Perdere peso in maniera salutare significa cambiare lo stile di vita in maniera olistica e sostenibile, e impostare obiettivi realistici e personalizzati. La comprensione di questo concetto può fare la differenza nel garantire il successo a lungo termine del viaggio verso la perdita di peso. Il compito non è facile e potrebbe sembrare scoraggiante all'inizio, ma con un impegno costante, la giusta mentalità e la conoscenza approfondita, è possibile.

Un obiettivo fondamentale di una perdita di peso salutare è creare un equilibrio tra tutti gli aspetti della vita, dalla nutrizione all'esercizio fisico, senza dimenticare l'importanza del riposo e della gestione dello stress. Le strategie di perdita di peso dovrebbero avere l'obiettivo di migliorare l'intera qualità della vita, non solo la cifra sulla bilancia. Questo approccio olistico aiuta a sviluppare un senso di benessere generale, il quale, a sua volta, sostiene le scelte salutari nel lungo termine.
Nel definire gli obiettivi, dovrebbe essere incoraggiato l'approccio SMART, ovvero obiettivi che siano Specifici,

Misurabili, Attuabili, Rilevanti e Temporali. Questa metodologia, già largamente utilizzata nella gestione del tempo e dell'organizzazione, può essere adattata alla perdita di peso. Ad esempio, invece di un generico "voglio perdere peso", un obiettivo SMART potrebbe essere "camminerò per 30 minuti al giorno, 5 giorni a settimana, per il prossimo mese". Questo tipo di obiettivo è chiaro, misurabile, realistico e ha un termine di riferimento.

Un altro elemento importante da considerare nel processo di perdita di peso è la resilienza psicologica. Cambiare le abitudini, soprattutto quelle radicate come quelle alimentari, può essere difficile. Ci saranno inevitabilmente ostacoli e battute d'arresto lungo il cammino. Sviluppare la capacità di superare queste difficoltà, mantenendo una mentalità positiva, è un ingrediente chiave per il successo a lungo termine.

In sintesi, la perdita di peso salutare non è un obiettivo da raggiungere, ma un percorso da intraprendere. Non si tratta solo di contare le calorie o di fare esercizio fisico, ma di sviluppare un approccio olistico al benessere. Con obiettivi realistici, resilienza psicologica e un atteggiamento positivo, la perdita di peso può diventare non solo un traguardo, ma una parte integrante di una vita più sana e felice. Su questa strada verso una vita più sana, la nutrizione ricopre un ruolo fondamentale.

Nel viaggio verso la perdita di peso salutare, la nutrizione va ben oltre il semplice conteggio delle calorie. Una strategia alimentare ottimale deve considerare l'equilibrio tra calorie, macronutrienti e micronutrienti per promuovere un dimagrimento sano e sostenibile. Questo aspetto non solo offre la possibilità di perdere peso, ma anche di migliorare la salute complessiva, dimostrando quanto sia cruciale l'approccio nutrizionale in questo cammino verso il benessere.

Iniziamo con le calorie, che sono l'unità di misura dell'energia che ricaviamo dal cibo. Ogni individuo ha un bisogno calorico giornaliero specifico, determinato da vari fattori come l'età, il sesso, l'attività fisica e il metabolismo basale. Per dimagrire, è necessario creare un deficit calorico, ovvero consumare meno calorie di quelle che si bruciano. Tuttavia, è essenziale che questo deficit non sia eccessivo per evitare squilibri nutrizionali e stress metabolico.

I macronutrienti, ovvero proteine, carboidrati e grassi, forniscono l'energia necessaria per il funzionamento del corpo. Il bilanciamento di questi elementi è fondamentale per garantire un dimagrimento sano. Le proteine, ad esempio, supportano la massa muscolare durante la perdita di peso e favoriscono il senso di sazietà. I carboidrati forniscono l'energia necessaria per le attività quotidiane e l'esercizio fisico, mentre i grassi sani supportano diverse funzioni corporee, tra cui l'assorbimento delle vitamine.

I micronutrienti, che includono vitamine e minerali, non forniscono energia ma sono essenziali per il funzionamento del corpo. Essi partecipano a molteplici processi biochimici e fisiologici, dal mantenimento del sistema immunitario alla produzione di ormoni. Assicurarsi di ottenere un apporto adeguato di micronutrienti attraverso la dieta è un aspetto cruciale per il benessere generale e la perdita di peso.

Creare una dieta bilanciata non significa rinunciare al piacere del cibo. Esistono innumerevoli ricette e cibi sani che possono rendere l'esperienza culinaria godibile e nutriente. Inoltre, l'adozione di un approccio flessibile può aiutare a mantenere un regime alimentare sano nel lungo termine, permettendo occasionali indulgenze senza compromettere i progressi.

Una perdita di peso salutare non si ottiene semplicemente riducendo le calorie. La chiave è un approccio nutrizionale bilanciato che consideri calorie, macronutrienti e micronutrienti. Questo, combinato con l'attività fisica e un sano stile di vita, può aiutare a raggiungere e mantenere un peso sano, migliorando la qualità della vita e la salute a lungo termine. Mentre ci concentriamo su questi aspetti, diventa indispensabile considerare come creare un deficit calorico sostenibile e salutare.

Creare un deficit calorico è il fulcro di ogni piano di perdita di peso. Tuttavia, esistono diversi modi per raggiungere questo obiettivo e non tutti sono salutari o sostenibili. In questo contesto, è cruciale esplorare come sviluppare un approccio pratico per creare un deficit calorico sano e sostenibile, che sia allineato con un regime nutrizionale bilanciato e uno stile di vita attivo.

Il primo passo consiste nel calcolare il proprio fabbisogno calorico giornaliero. Questo si basa sul proprio metabolismo basale, cioè quante calorie il corpo brucia a riposo, e sull'energia consumata attraverso l'attività fisica. Esistono diverse formule per calcolare questi valori, come l'equazione di Harris-

Benedict o quella di Mifflin-St Jeor, o si può utilizzare uno dei numerosi calcolatori online.

Una volta determinato il proprio fabbisogno calorico, è possibile iniziare a pianificare come creare un deficit. Un approccio sano e sostenibile è ridurre l'apporto calorico del 20-25% rispetto al fabbisogno. Questo permette di perdere peso gradualmente, senza privare il corpo dei nutrienti necessari.

Il modo più efficace per creare un deficit calorico non è semplicemente mangiare di meno, ma mangiare in modo più intelligente. Questo significa scegliere alimenti nutrienti che forniscono sazietà con meno calorie. Alimenti ricchi di proteine e fibre, come carni magre, legumi, frutta e verdura, sono ideali per questo scopo. Essi non solo aiutano a mantenere la massa muscolare e a ridurre la fame, ma migliorano anche la salute generale.

Un'altra strategia efficace è aumentare l'attività fisica. L'esercizio non solo brucia calorie, ma aumenta anche il metabolismo, permettendo al corpo di bruciare più calorie a riposo. L'attività fisica non deve necessariamente essere intensa; anche passeggiate, ciclismo o yoga possono fare la differenza.

Ricorda, tuttavia, che la perdita di peso non è lineare e può variare da settimana a settimana. Può esserci una perdita di peso più significativa all'inizio, ma con il tempo il ritmo può rallentare. Questo è normale e non dovrebbe scoraggiare. L'importante è rimanere concentrati sull'obiettivo e essere pazienti.

E' essenziale fare un controllo periodico dei progressi e aggiustare la strategia se necessario. Ciò potrebbe includere la regolazione dell'apporto calorico o l'aumento dell'attività fisica. Tuttavia, qualsiasi cambiamento dovrebbe essere fatto con cautela e possibilmente sotto la supervisione di un professionista della salute.

Creare un deficit calorico sano e sostenibile non è una soluzione rapida, ma un impegno a lungo termine. Richiede dedizione, pazienza e un approccio olistico che consideri non solo l'apporto calorico, ma anche la qualità degli alimenti, l'attività fisica e il benessere generale. Con questo approccio, la perdita di peso diventa un viaggio salutare verso uno stile di vita migliore. Sebbene le strategie sopra menzionate siano essenziali per creare un deficit calorico salutare e sostenibile, ci sono altri fattori che non dovrebbero essere trascurati. L'importanza dell'idratazione, del sonno adeguato e dello stato di salute mentale non può essere sottolineata abbastanza.

L'acqua è vitale per molti processi corporei, tra cui la digestione e l'assorbimento dei nutrienti. Una buona idratazione può aiutare anche a controllare l'appetito e a prevenire l'overeating. L'acqua è la migliore fonte di idratazione e dovrebbe essere la bevanda principale. Altre bevande, come tè non zuccherati e caffè, possono essere consumate con moderazione.

Il sonno ha un impatto notevole sul peso corporeo. La mancanza di sonno può alterare gli ormoni che regolano l'appetito, portando a mangiare di più. Può anche ridurre la motivazione a fare esercizio fisico e favorire comportamenti alimentari malsani, come lo snack notturno. Pertanto, è importante dare priorità a un sonno di qualità.

La salute mentale svolge un ruolo cruciale nel mantenimento di un deficit calorico sano e sostenibile. Stress e ansia possono portare a mangiare emotivo, mentre la depressione può ridurre la motivazione a fare esercizio fisico e a fare scelte alimentari sane. Trovare modi efficaci per gestire lo stress, come la meditazione o la terapia, può migliorare la relazione con il cibo e promuovere la perdita di peso.

Inoltre, mantenere un atteggiamento positivo e realistico è fondamentale. Perdita di peso richiede tempo e ci saranno inevitabilmente alti e bassi lungo il percorso. Celebrare i piccoli successi, come fare più esercizio fisico o scegliere un'opzione più salutare al ristorante, può aiutare a mantenere la motivazione.

E' importante sottolineare che ogni persona è unica, e ciò che funziona per una persona potrebbe non funzionare per un'altra. Non esiste un approccio "unico" per la perdita di peso. Ascoltare il proprio corpo, fare esperimenti e trovare ciò che funziona per voi è la chiave per creare un deficit calorico sano e sostenibile che vi porterà a raggiungere i vostri obiettivi di perdita di peso. Ma l'adattamento a questa individualità non è l'unico ostacolo; ci sono anche sfide psicologiche da considerare.

L'importanza dell'aspetto psicologico nel processo di perdita di peso è cruciale. Nonostante la scienza nutrizionale e l'esercizio fisico siano importanti, la sfida maggiore per molti di noi risiede nella mente. Saper gestire ostacoli emotivi, motivazione e autodisciplina è fondamentale per il successo a lungo termine, e questo costituisce un altro aspetto essenziale nella personalizzazione del vostro percorso verso il benessere.

Per molti, il mangiare è legato a emozioni profonde, che possono creare ostacoli significativi alla perdita di peso. Può essere una forma di conforto, una risposta allo stress o un modo per celebrare. Affrontare queste questioni può richiedere di scavare in profondità per comprendere il legame tra i propri sentimenti e il cibo. Tecniche di mindfulness, come la meditazione o la scrittura di un diario, possono aiutare a identificare questi schemi e a sviluppare nuovi modi di gestire le emozioni.

La motivazione è un altro aspetto cruciale da considerare. Come mantenere la motivazione quando i risultati non arrivano così velocemente come sperato? Un modo efficace è impostare obiettivi realistici e celebrare ogni piccolo successo lungo il percorso. Ricorda, la perdita di peso è un viaggio, non una destinazione. Ogni passo che fai verso uno stile di vita più sano, non importa quanto piccolo, è un successo in sé.

L'autodisciplina può essere una delle sfide più grandi. Viviamo in un mondo pieno di tentazioni alimentari. Come possiamo resistere al richiamo di cibi ipercalorici quando siamo stanchi, stressati o annoiati? Qui è dove l'autodisciplina entra in gioco. Sviluppare l'abitudine di fare scelte alimentari sane può richiedere tempo e pratica, ma è possibile. Strategie utili possono includere la pianificazione dei pasti, avere sempre a disposizione snack salutari, e imparare a preparare ricette gustose e nutrienti.

Ma l'autodisciplina non significa che devi essere perfetto. Tutti abbiamo dei giorni meno buoni. Ciò che conta è come rispondiamo a questi momenti. Invece di criticarci duramente, possiamo usarli come opportunità di apprendimento. Cosa possiamo fare diversamente la prossima volta? Come possiamo creare un ambiente che ci sostenga nel fare scelte più salutari?

Nel complesso, il successo nella perdita di peso richiede di affrontare sia gli aspetti fisici che psicologici. Comprendere il legame tra emozioni e alimentazione, mantenere la motivazione e sviluppare l'autodisciplina sono tutte abilità preziose che possono aiutare a raggiungere e mantenere un peso salutare. Ricorda, non devi fare tutto da solo. L'appoggio di un professionista della salute mentale o di un gruppo di sostegno può essere un prezioso alleato nel tuo viaggio di perdita di peso.

Inoltre, è importante notare che un piano di perdita di peso personalizzato che consideri sia la salute fisica che mentale può servire come base solida per un approccio integrativo. Questo approccio va oltre la mera perdita di peso e mira a costruire uno stile di vita sostenibile e un'abitudine alimentare nutritiva, riconoscendo e affrontando allo stesso tempo le questioni emotive e psicologiche. In questo modo, si ottiene un successo più duraturo, rendendo l'intera esperienza più gestibile e meno gravosa.

Iniziamo con la nutrizione. Un piano alimentare personalizzato dovrebbe essere basato sulle preferenze individuali, sullo stile di vita, sugli obiettivi di salute e sulle esigenze nutrizionali. Questo non significa solo conteggiare le calorie, ma piuttosto concentrarsi sulla qualità delle calorie ingerite. Alcune domande da porsi potrebbero essere: "Questo alimento fornisce i nutrienti di cui ho bisogno?" o "Mi sentirò sazio e soddisfatto dopo aver mangiato questo?" Questo modo di pensare promuove un senso di empowerment, permettendo a ciascuno di fare scelte alimentari che si allineano con i propri obiettivi di salute.

Tuttavia, la nutrizione è solo una parte del puzzle. Un piano di perdita di peso personalizzato deve anche tenere conto dei fattori psicologici. Questo significa riconoscere ed affrontare gli eventuali ostacoli emotivi o psicologici che potrebbero ostacolare il progresso. Che si tratti di affrontare un rapporto difficile con il cibo, di lavorare su problemi di autostima o di imparare nuovi modi per gestire lo stress, l'integrazione di strategie psicologiche è fondamentale per il successo a lungo termine.

Ecco dove entra in gioco la terapia cognitivo-comportamentale (CBT). Questo tipo di terapia può aiutare a identificare e cambiare schemi di pensiero malsani che possono portare a comportamenti alimentari dannosi. Attraverso la CBT, si può lavorare per stabilire un rapporto più sano con il cibo, imparando a vedere l'alimentazione non come un nemico, ma come un alleato per la salute e il benessere.

Allo stesso tempo, è essenziale sostenere la motivazione e l'autodisciplina. Questo può essere realizzato attraverso la fissazione di obiettivi realistici, la celebrazione dei successi lungo il percorso e l'adozione di un atteggiamento compassionevole nei confronti di se stessi nei momenti di sfida. Ricordate, la perdita di peso è un viaggio, non una destinazione. È importante essere gentili con se stessi durante il processo.

In conclusione, un piano di perdita di peso personalizzato che considera sia la salute fisica che mentale è quello che offre le migliori possibilità di successo a lungo termine. Unendo nutrizione e psicologia, è possibile creare un percorso verso la perdita di peso che è non solo efficace, ma anche rispettoso dell'intera persona. E mentre il viaggio

può essere impegnativo, i benefici per la salute e il benessere che ne derivano possono essere enormi.

Capitolo 5: Il Potere Nascosto del Sistema Immunitario: Come la Dieta Può Sostenerlo

Tra i sistemi più complessi e affascinanti del nostro corpo, il sistema immunitario rappresenta una barriera invisibile e potente, un protettore silenzioso e instancabile della nostra salute. Operando oltre la sfera della nostra coscienza quotidiana, svolge un ruolo vitale nel mantenimento della nostra salute e nel combattere le malattie.

Il sistema immunitario, una rete interconnessa di cellule, tessuti e organi, è il nostro scudo biologico personale, progettato per difendere il corpo da una miriade di minacce esterne ed interne. Questi pericoli possono includere microrganismi patogeni come batteri, virus e funghi, ma anche cellule anormali o danneggiate del nostro stesso corpo, come quelle cancerose.

Ma la difesa non è l'unico compito del nostro sistema immunitario. Questo sistema dinamico svolge anche un ruolo fondamentale nel riconoscere e neutralizzare le sostanze potenzialmente dannose provenienti dall'ambiente e nel controllare le cellule e i tessuti del nostro corpo per garantire che funzionino correttamente.

Una delle caratteristiche più notevoli del sistema immunitario è la sua capacità di apprendere e ricordare. Le cellule immunitarie sono in grado di "ricordare" le infezioni precedenti e di rispondere più rapidamente e in modo più efficace quando si incontrano gli stessi patogeni in futuro. Questa memoria immunitaria è alla base della protezione offerta dai vaccini.

Tuttavia, anche se possiamo dare per scontato il corretto funzionamento del nostro sistema immunitario, è essenziale non trascurare l'importanza di sostenerlo e nutrirlo. Una serie di fattori, tra cui lo stress, la mancanza di sonno, l'inquinamento ambientale e, soprattutto, la dieta, possono influenzare notevolmente la sua efficienza.

L'alimentazione svolge un ruolo cruciale nel sostenere la funzionalità del nostro sistema immunitario. Una dieta varia ed equilibrata, ricca di vitamine, minerali, fibre e antiossidanti, può aiutare a nutrire e rafforzare il sistema immunitario. Al contrario, una dieta povera di nutrienti e ricca di alimenti ultraprocessati, ricchi di zuccheri e grassi saturi, può indebolire la nostra risposta immunitaria.

Comprendere le funzioni del nostro sistema immunitario e l'importanza di sostenerlo attraverso la dieta è un passo fondamentale verso un'ottima salute. È l'inizio di un viaggio di consapevolezza e di cura, un impegno verso il benessere che si riflette in ogni scelta alimentare che facciamo. Così, riconoscendo il potere del nostro sistema immunitario, possiamo diventare i principali attori nel sostenere la nostra salute.

Questa consapevolezza ci porta a capire quanto sia profonda e sorprendente l'interconnessione tra il sistema immunitario e la nutrizione. Non è un aspetto da sottovalutare; l'alimentazione rappresenta infatti un pilastro fondamentale per una risposta immunitaria ottimale. Non è un caso che uno stile alimentare sano e bilanciato sia uno degli strumenti più potenti che abbiamo a disposizione per preservare e potenziare la nostra salute.

La chiave per capire come l'alimentazione può influenzare la risposta immunitaria risiede nel concetto di nutrimento. Ogni giorno, attraverso il cibo, forniamo al nostro corpo le "materie prime" necessarie per il suo funzionamento. Proteine, vitamine, minerali, antiossidanti: ogni componente del cibo ha una funzione specifica e fondamentale. E il sistema immunitario, come tutti i sistemi del nostro corpo, non fa eccezione.

Molti componenti nutrizionali svolgono un ruolo chiave nel mantenere il sistema immunitario in buona salute. Ad esempio, le proteine sono fondamentali per la costruzione e la riparazione delle cellule, comprese quelle del sistema immunitario. I minerali come zinco, selenio, ferro, rame e vitamine come A, C, E e le del gruppo B, sono essenziali per il corretto funzionamento del sistema immunitario.

Gli antiossidanti, presenti in abbondanza in frutta e verdura colorate, aiutano a proteggere le cellule immunitarie dai danni causati dai radicali liberi, molecole instabili che possono compromettere la loro funzione. I probiotici, microrganismi viventi presenti in alimenti fermentati come yogurt e crauti, possono aiutare a mantenere sano l'intestino, che ospita circa il 70% delle cellule del sistema immunitario.

Tuttavia, non è solo quello che mangiamo, ma anche come, quando e quanto mangiamo che può influenzare la nostra risposta immunitaria. Ad esempio, un'alimentazione eccessivamente ricca di calorie può portare all'obesità, una condizione associata a una risposta immunitaria compromessa. Allo stesso modo, il digiuno o le diete troppo restrittive possono privare il sistema immunitario delle risorse necessarie per funzionare correttamente.

Ma c'è di più. L'alimentazione non influisce solo sulla salute del nostro sistema immunitario, ma anche su come reagisce ai patogeni. Alcuni studi suggeriscono che un'alimentazione ricca di grassi saturi e zuccheri raffinati può promuovere l'infiammazione, una risposta immunitaria eccessiva che può danneggiare i tessuti del corpo.

La relazione tra il sistema immunitario e la nutrizione è complessa e multidimensionale. Ogni scelta alimentare che facciamo può avere un impatto sul nostro sistema immunitario, modulando la sua efficienza e la sua reattività. Pertanto, assumere un'alimentazione equilibrata e nutriente è un modo efficace e naturale per supportare il nostro sistema immunitario e, di conseguenza, promuovere il nostro benessere generale.

Una delle principali strategie per ottimizzare la nostra risposta immunitaria attraverso l'alimentazione è diversificare la dieta. Una vasta gamma di alimenti fornisce un ampio spettro di nutrienti, ognuno dei quali può supportare il sistema immunitario in un modo unico. Frutta e verdura colorate, cereali integrali, legumi, noci, semi e alimenti proteici magri dovrebbero essere i protagonisti del nostro piatto. Ogni pasto dovrebbe essere un'occasione per nutrire il nostro sistema immunitario.

Non bisogna inoltre dimenticare l'importanza dell'idratazione. L'acqua è fondamentale per il trasporto di nutrienti e l'eliminazione di sostanze di scarto, due processi vitali per il sistema immunitario. Bere regolarmente durante il giorno è un semplice gesto che può fare la differenza.

È importante anche notare che l'alimentazione non agisce da sola. La sua interazione con altri fattori di stile di vita, come l'esercizio fisico, il sonno e lo stress, può influenzare la risposta immunitaria. Ad esempio, l'esercizio fisico regolare può migliorare la circolazione, permettendo alle cellule immunitarie di muoversi più efficientemente in tutto il corpo. Un buon sonno è essenziale per il rinnovamento delle cellule, incluso quelle del sistema immunitario. Infine, tecniche di gestione dello stress come la meditazione possono aiutare a mantenere l'equilibrio del sistema immunitario, che può essere compromesso da un eccesso di stress.

Riassumendo, non dobbiamo dimenticare che non esistono alimenti miracolosi o diete magiche per potenziare il sistema immunitario. L'equilibrio, la varietà e la moderazione sono i principi fondamentali per una buona nutrizione. Un'alimentazione ricca di alimenti nutrienti, abbinata a un sano stile di vita, rappresenta il nostro miglior alleato per supportare il sistema immunitario e favorire un benessere duraturo. Come Ippocrate sottolineò secoli fa, "Lasciate che il cibo sia la vostra medicina e che la medicina sia il vostro cibo". Proseguendo in questo viaggio verso l'ottimizzazione del sistema immunitario, diventa fondamentale familiarizzare con gli "alimenti amici" del sistema immunitario. Ricchi di nutrienti specifici, questi alimenti svolgono un ruolo chiave nel sostenere le funzioni immunitarie.

Iniziamo esaminando gli agrumi, noti per il loro contenuto di vitamina C, un nutriente essenziale per la salute del sistema immunitario. Le arance, i limoni, i pompelmi e i mandaranci possono sembrare la scelta più ovvia, ma non dimentichiamo che anche i peperoni rossi e le fragole sono ricchi di questa preziosa vitamina.

Parlando di vitamine, la vitamina A, presente in alimenti come carote, patate dolci e spinaci, è un altro nutriente importante. Questa vitamina è cruciale per la salute della pelle e delle mucose, le prime linee di difesa del nostro organismo contro gli invasori esterni.

La vitamina E, potente antiossidante, contribuisce a proteggere le cellule del sistema immunitario dai danni ossidativi. Gli alimenti ricchi di vitamina E includono noci, semi e oli vegetali, ma anche verdure a foglia verde come gli spinaci e i cavoli.

Il pesce azzurro, come il salmone, le sardine e il tonno, sono una fonte eccellente di acidi grassi Omega-3, noti per le loro proprietà anti-infiammatorie. Gli Omega-3 possono aiutare a modulare la risposta immunitaria, bilanciando le reazioni infiammatorie.

I funghi sono un altro alimento da includere nella nostra lista. Sono una fonte ricca di beta-glucani, composti naturali che possono potenziare l'attività del sistema immunitario.

L'aglio e la cipolla, oltre a dare sapore ai piatti, hanno proprietà antibatteriche e antivirali. Questi ortaggi possono contribuire a rafforzare le difese naturali del corpo contro una varietà di patogeni.

Non dimentichiamo l'importanza dei probiotici, microrganismi benefici che vivono nel nostro intestino. Alimenti fermentati come lo yogurt, il kefir e il kimchi possono favorire la salute del microbiota intestinale, un elemento chiave del sistema immunitario.

In sintesi, la chiave per un sistema immunitario forte e resiliente non risiede in un singolo alimento o nutriente, ma in un'ampia varietà di alimenti nutrienti inclusi regolarmente nella dieta. Affiancati a uno stile di vita sano, che comprende regolare attività fisica, riposo adeguato e una buona gestione dello stress, questi alimenti possono fornire al tuo sistema immunitario il sostegno necessario per funzionare al meglio.

Questa combinazione di diete equilibrate e stili di vita sani è la strategia più efficace per mantenere un sistema immunitario forte e promuovere la salute a lungo termine. Con questo in mente, la domanda diventa: come possiamo costruire un piano alimentare efficace per sostenere il nostro sistema immunitario?"

Iniziamo pensando alla varietà. Un piano alimentare equilibrato e nutriente dovrebbe includere un'ampia gamma di alimenti, in modo da fornire tutti i nutrienti necessari al nostro sistema immunitario. Non esiste un solo alimento o nutriente "miracoloso" che possa potenziare il nostro sistema immunitario. Ciò di cui abbiamo bisogno è una combinazione di vitamine, minerali, antiossidanti e altri nutrienti, provenienti da diverse fonti alimentari.

Puntiamo a consumare una varietà di frutta e verdura ogni giorno, optando per colori diversi per assicurarci un'ampia gamma di antiossidanti e fitonutrienti. Ad esempio, le carote e le patate dolci, ricche di vitamina A, possono essere abbinati a peperoni rossi e fragole, ricchi di vitamina C.

Includiamo fonti di proteine di alta qualità, sia animali che vegetali, nella nostra dieta. Le proteine sono essenziali per la costruzione e la riparazione delle cellule, incluso il sistema immunitario. Il pesce, la carne magra, i legumi, le noci e i semi sono tutte ottime scelte.

Non dimentichiamo i grassi sani. Gli acidi grassi Omega-3, presenti in alimenti come il pesce grasso, le noci e i semi di lino, sono noti per le loro proprietà anti-infiammatorie e possono aiutare a regolare la risposta immunitaria.

Integrare alimenti fermentati, come lo yogurt, il kefir o il kimchi, può essere benefico per la salute del nostro intestino. Il microbiota intestinale gioca un ruolo cruciale nel sistema immunitario e alimenti ricchi di probiotici possono aiutare a mantenerlo sano.

Ridurre l'assunzione di zuccheri aggiunti e cibi ultra-processati può essere una strategia efficace. Questi alimenti possono promuovere l'infiammazione e offrire poco in termini di nutrienti utili.

In termini pratici, il segreto è la pianificazione. Preparare un piano dei pasti per la settimana può aiutare a garantire un'alimentazione equilibrata e varia. Quando si va a fare la spesa, si dovrebbe avere una lista di cibo salutare da acquistare, evitando così di cedere alle tentazioni meno salutari.

Un'altra strategia pratica è cercare di preparare la maggior parte dei pasti a casa. Ciò consente di avere il controllo completo sugli ingredienti e può facilitare la scelta di alimenti nutrienti e minimamente processati.

La chiave per un sistema immunitario forte sta in un approccio olistico. Una dieta equilibrata e varia, insieme a uno stile di vita salutare, con un buon sonno, un regolare esercizio fisico e un adeguato controllo dello stress, contribuisce alla salute del sistema immunitario. Ricordiamo che non esistono scorciatoie: la magia sta nella coerenza e nel mantenimento di sane abitudini nel tempo.

Una corretta idratazione è un altro elemento fondamentale. L'acqua è un componente vitale per tutte le cellule del corpo, comprese quelle del sistema immunitario. Mantenere una corretta idratazione aiuta il corpo a funzionare in modo più efficiente, migliorando la circolazione del sangue e permettendo così alle cellule immunitarie di raggiungere il sito di un'eventuale infezione più rapidamente.

Non meno importante è limitare l'assunzione di alcol e smettere di fumare. Entrambe queste abitudini possono avere effetti negativi sul sistema immunitario, compromettendo la sua capacità di combattere le infezioni.

Quando si tratta di integratori, sebbene possano sembrare un modo facile e veloce per ottenere nutrienti che potenziano il sistema immunitario, non dovrebbero mai sostituire una dieta equilibrata. Gli integratori possono essere utili in determinate situazioni, come in caso di carenze nutrizionali, ma dovrebbero sempre essere presi sotto la supervisione di un professionista sanitario.

Ricordiamo inoltre che l'approccio "più è meglio" non funziona con la nutrizione. Anche con gli alimenti che sostengono il sistema immunitario, è importante mantenere un senso di equilibrio e moderazione. Consumare eccessive quantità di un singolo nutriente o alimento può causare squilibri nutrizionali e avere effetti indesiderati sulla salute.

Ascoltare i segnali del nostro corpo e rispondere ai suoi bisogni è un passo importante verso il mantenimento di una buona salute e di un sistema immunitario forte. Una dieta personalizzata, basata sui nostri bisogni individuali, può essere la strategia più efficace per sostenere il sistema immunitario e promuovere il benessere generale.

E' importante sfruttare il potere del cibo per sostenere e potenziare il nostro sistema immunitario attraverso strategie dietetiche mirate. L'approccio ideale è olistico, incorporando una dieta equilibrata e varia, uno stile di vita attivo e sano e un attento ascolto del nostro corpo. Solo in questo modo, infatti, possiamo gestire al meglio l'equilibrio dinamico del corpo umano.

Ricordiamo che nel delicato interplay del nostro organismo, il sistema immunitario e l'infiammazione hanno un ruolo fondamentale. L'infiammazione è una risposta protettiva del sistema immunitario di fronte a un danno, un'infezione o un insulto al corpo.

Tuttavia, quando l'infiammazione diventa cronica, può rivelarsi dannosa anziché protettiva, dando origine a una serie di problemi di salute, tra cui malattie cardiovascolari, diabete e alcune forme di cancro.

Di conseguenza, la modulazione delle risposte infiammatorie attraverso l'alimentazione è diventata un campo di ricerca molto attivo. Questo legame tra dieta, sistema immunitario e infiammazione ha dato vita al concetto di "dieta antinfiammatoria", un approccio alimentare volto a ridurre l'infiammazione e sostenere la salute del sistema immunitario.

Una dieta antinfiammatoria si concentra sull'inclusione di alimenti ricchi di nutrienti che sono noti per avere proprietà antinfiammatorie. Alcuni di questi nutrienti includono acidi grassi omega-3, antiossidanti come le vitamine C ed E, polifenoli e fibre. Al contrario, si sconsiglia l'assunzione di alimenti pro-infiammatori, come quelli altamente lavorati, ricchi di zuccheri aggiunti e grassi trans.

Tuttavia, un'alimentazione antinfiammatoria non si limita all'inclusione o all'esclusione di determinati alimenti. Piuttosto, è una strategia globale che implica un approccio equilibrato e vario all'alimentazione. L'obiettivo non è solo ridurre l'infiammazione, ma anche fornire al sistema immunitario i nutrienti di cui ha bisogno per funzionare in modo ottimale.

Ad esempio, proteine di alta qualità sono fondamentali per la produzione di anticorpi, cellule che svolgono un ruolo cruciale nelle risposte immunitarie. Inoltre, micronutrienti come zinco, ferro, rame, selenio e vitamine A, B6, C ed E, sono tutti essenziali per il normale funzionamento del sistema immunitario. Pertanto, una dieta antinfiammatoria dovrebbe essere ricca di una varietà di alimenti nutrienti, compresi frutta e verdura, cereali integrali, legumi, pesce ricco di omega-3 e oli vegetali non lavorati.

E' importante notare che la dieta non è l'unico fattore che può influenzare il sistema immunitario e l'infiammazione. Fattori come lo stress, il sonno, l'attività fisica e il fumo di sigaretta possono avere un impatto significativo su queste risposte. Pertanto, per ottenere i massimi benefici da una dieta antinfiammatoria, è importante considerare anche questi altri aspetti dello stile di vita.

Il collegamento tra sistema immunitario, infiammazione e dieta mette in luce il potere che l'alimentazione può avere sulla nostra salute. Optare per una dieta antinfiammatoria potrebbe rappresentare un passo significativo verso il miglioramento della salute generale e del benessere.

La scienza dietro il legame tra dieta, sistema immunitario e infiammazione è complessa e ancora in fase di studio. Tuttavia, ciò che è chiaro è che una dieta sana e bilanciata può svolgere un ruolo fondamentale nel mantenere il sistema immunitario forte e nel ridurre l'infiammazione. Questo non solo può aiutare a prevenire l'insorgenza di molte malattie croniche, ma può anche migliorare la qualità della vita quotidiana, aumentando l'energia e riducendo i sintomi come la fatica e il dolore.

È importante ricordare che una dieta antinfiammatoria non dovrebbe essere vista come una cura miracolosa o come una soluzione unica a tutti i problemi. Al contrario, dovrebbe essere considerata come parte di un approccio olistico alla salute che include un'alimentazione sana, esercizio fisico regolare, un sonno adeguato, il controllo dello stress e l'astensione dal fumo.

Non esiste una dieta antinfiammatoria "taglia unica", poiché le esigenze nutrizionali possono variare notevolmente da individuo a individuo in base a fattori come l'età, il sesso, lo stato di salute generale, l'attività fisica e le esigenze caloriche. Pertanto, lavorare con un dietista o un nutrizionista registrato può essere utile per sviluppare un piano alimentare personalizzato che tenga conto delle esigenze individuali.

Infine, mentre il concetto di dieta antinfiammatoria può sembrare nuovo per alcuni, in realtà riflette molti dei principi di un'alimentazione sana che sono stati raccomandati per anni. Alimentare il corpo con una varietà di alimenti nutrienti, limitare quelli lavorati e ricchi di zuccheri aggiunti, ed essere attivi fisicamente sono tutti passi che si possono fare per sostenere la salute del sistema immunitario, ridurre l'infiammazione e promuovere la salute generale.

Capitolo 6: Piatti Antinfiammatori: Ricette e Consigli Pratici per Ogni Pasto della Giornata

La cucina antinfiammatoria è un metodo di preparazione del cibo che mette al centro dell'attenzione gli ingredienti che possono aiutare a ridurre l'infiammazione nel corpo. È più di una semplice dieta o un insieme di regole rigide da seguire, piuttosto è un approccio di stile di vita che mira a promuovere il benessere attraverso l'alimentazione consapevole.

Questo approccio culinario si basa sul principio che certi cibi possono alimentare l'infiammazione nel corpo, mentre altri possono aiutare a combatterla. Alcuni studi suggeriscono che le diete ricche di cibi che promuovono l'infiammazione possono essere associate a un rischio maggiore di malattie come il diabete di tipo 2, le malattie cardiache e alcune forme di cancro. Al contrario, una dieta ricca di cibi che combattono l'infiammazione può contribuire a ridurre il rischio di queste malattie e può anche aiutare a gestire i sintomi delle condizioni infiammatorie croniche, come l'artrite reumatoide.

Perché certi cibi hanno queste proprietà? Tutto ruota attorno ai composti bioattivi, cioè le sostanze chimiche presenti negli alimenti che possono interagire con il nostro corpo a livello cellulare. Alcuni di questi composti possono avere effetti antinfiammatori. Ad esempio, le verdure di colore verde scuro come gli spinaci e il cavolo riccio sono ricche di antiossidanti, che possono aiutare a neutralizzare i radicali liberi, molecole instabili che possono causare infiammazione se si accumulano nel corpo. Allo stesso modo, il pesce grasso come il salmone è ricco di acidi grassi omega-3, che hanno dimostrato di ridurre l'infiammazione.

Certo, la sola presenza di questi composti negli alimenti non basta a rendere la cucina antinfiammatoria efficace. È anche importante come questi alimenti vengono preparati e combinati. Ad esempio, abbinare cibi ricchi di antiossidanti con grassi sani come l'olio d'oliva può aiutare il corpo ad assorbire meglio questi composti. Allo stesso modo, evitare metodi di cottura ad alta temperatura che possono produrre composti infiammatori, come la frittura profonda, può contribuire a mantenere le proprietà antinfiammatorie degli alimenti.

Inoltre, la cucina antinfiammatoria va oltre la semplice scelta di ingredienti specifici. Si tratta anche di adottare un approccio equilibrato all'alimentazione, che include la varietà e la moderazione. Non si tratta di eliminare completamente certi alimenti o di concentrarsi eccessivamente su altri. Piuttosto, l'obiettivo è creare una dieta equilibrata che includa una varietà di cibi nutrienti.

La cucina antinfiammatoria non è solo salutare, ma può anche essere deliziosa e gratificante. Con una varietà di sapori, colori e texture tra cui scegliere, preparare piatti antinfiammatori può essere un modo creativo per esplorare nuovi cibi e tecniche culinarie.

Preparare un pasto antinfiammatorio non significa dover rinunciare ai sapori che ami o passare ore in cucina a preparare cibi complicati. Molte ricette antinfiammatorie sono semplici, gustose e richiedono poco tempo per la preparazione. E, cosa più importante, queste ricette possono essere personalizzate in base alle tue preferenze e necessità personali. Che tu sia un amante della carne o un vegetariano, c'è sempre un modo per preparare un pasto delizioso e salutare che combatte l'infiammazione.

Ad esempio, un piatto di salmone alla griglia con salsa di avocado e insalata di quinoa è un pasto delizioso ricco di omega-3 e antiossidanti. Oppure, una zuppa di lenticchie e verdure arrostite è un'opzione vegetariana ricca di fibre e proteine vegetali.

Non meno importante è il ruolo delle spezie nella cucina antinfiammatoria. Spezie come la curcuma, lo zenzero, il peperoncino e la cannella sono noti per le loro proprietà antinfiammatorie e possono essere facilmente integrate in una varietà di piatti. Ad esempio, una tazza di latte dorato a base di curcuma, pepe nero, latte di mandorle e miele è una bevanda calda e confortante con potenti proprietà antinfiammatorie.

La cucina antinfiammatoria non è un mero insieme di regole dietetiche, ma un approccio al cibo che celebra la diversità, la freschezza e il gusto degli alimenti che fanno bene al nostro corpo. È un viaggio culinario che ci invita a esplorare nuovi cibi, sapori e tecniche, a sperimentare e a godere del processo di preparazione e consumo del cibo.

In questo viaggio, ogni pasto diventa un'opportunità per nutrire il nostro corpo, combattere l'infiammazione e, in definitiva, migliorare la nostra salute e il nostro benessere. E proprio come ogni giorno ci offre una nuova opportunità di rinascita, l'alba di un nuovo giorno è una chance preziosa per infondere il nostro corpo con nutrimento benefico.

Iniziare con una colazione antinfiammatoria può essere un passo determinante per il benessere generale. Come un pianista che armonizza le sue note, il nostro obiettivo è quello di orchestrare una sinfonia di alimenti che nutrono, rinfrescano e ripristinano.

Pensare alla colazione come a un pasto che può aiutare a combattere l'infiammazione ci apre a una nuova comprensione del cibo e del nostro rapporto con esso. Invece di vedere la colazione come un pasto monotono e ripetitivo, la trasformiamo in un'opportunità di nutrimento e cura.

Una colazione antinfiammatoria potrebbe iniziare con un bicchiere di acqua calda e limone, un rito purificante che aiuta a svegliare delicatamente il sistema digestivo. Seguito da un porridge di avena e semi di chia, ricco di fibre e omega-3. Potrebbe essere addolcito con un tocco di miele e coronato con una manciata di frutti di bosco freschi, per un apporto di antiossidanti e una dolcezza naturale.

In alternativa, potremmo preparare una frittata leggera e fluffosa con spinaci, pomodori e avocado, un piatto sostanzioso e gustoso che combina proteine, grassi sani e una varietà di vitamine e minerali. E per una colazione veloce in viaggio, un frullato di banana, spinaci, semi di lino e latte di mandorle può essere la soluzione perfetta, fornendo un mix di nutrienti essenziali in un formato facilmente digeribile.

Ma non si tratta solo di ciò che mangiamo, ma anche di come lo mangiamo. La colazione è un momento ideale per praticare l'attenzione consapevole, per rallentare e davvero assaporare il nostro cibo. Quando mangiamo con attenzione, miglioriamo la nostra digestione, assorbiamo più nutrienti e sperimentiamo una maggiore soddisfazione dal nostro cibo.

E quando facciamo della colazione un momento di cura per noi stessi, trasformiamo un'azione quotidiana in un rituale di benessere. Possiamo accendere una candela, mettere su un po' di musica morbida, preparare la nostra colazione con amore e attenzione, e poi sederci e gustare ogni boccone, assaporando i sapori, i colori e le consistenze.

La colazione antinfiammatoria, quindi, non è solo una questione di cosa mettiamo nel nostro piatto, ma di come ci avviciniamo al nostro cibo e a noi stessi. È un modo per nutrire non solo il nostro corpo, ma anche la nostra mente e il nostro spirito. Quando ci risvegliamo ogni mattina e facciamo scelte alimentari che sostengono la nostra salute e il nostro benessere, iniziamo la giornata nel modo più positivo possibile.

Ma la nostra attenzione al cibo non si esaurisce con la prima colazione; se il mattino ha il suo incanto, il pranzo e la cena sono i nostri momenti di unione e condivisione, un tempo per nutrire non solo i nostri corpi, ma anche le nostre relazioni. Questi pasti, quindi, rivestono un ruolo significativo nella nostra vita quotidiana e nella gestione dell'infiammazione attraverso la dieta.

Iniziamo con il pranzo, spesso considerato un pasto di transizione, un ponte tra l'inizio frenetico della giornata e la calma della sera. Ciò non significa che debba essere affrettato o noncurante. Al contrario, il pranzo può essere un'opportunità per riempire le nostre riserve di energia con alimenti nutrienti e antinfiammatori.

Immaginiamo una grande insalata colorata, in cui le verdure croccanti si incontrano con le proteine magre come il pollo grigliato o i legumi. Aggiungiamo poi dei semi oleosi ricchi di Omega-3 come lino o chia, e completiamo il tutto con un condimento a base di olio d'oliva extra vergine, limone e spezie antinfiammatorie come curcuma e zenzero. È un piatto che non solo sazia, ma che fornisce anche un mix di nutrienti essenziali.

La cena, d'altra parte, è un momento per rallentare, rilassarsi e riflettere sulla giornata. E' il pasto in cui possiamo permetterci di essere più creativi, di prendere il tempo per preparare qualcosa di speciale. Che ne direste, per esempio, di un bel filetto di salmone arrosto, servito su un letto di quinoa e accompagnato da una porzione generosa di verdure al vapore? Il salmone è ricco di acidi grassi Omega-3, la quinoa fornisce proteine complete e fibre, e le verdure apportano una miriade di vitamine, minerali e antiossidanti. Questa combinazione non solo aiuta a combattere l'infiammazione, ma offre anche un pasto equilibrato e saziante.

Ma se parliamo di pranzo e cena antinfiammatori, non possiamo dimenticare l'importanza della varietà. Ogni alimento ha una propria combinazione unica di nutrienti, e includere una vasta gamma di alimenti nel nostro menu ci assicura che stiamo ottenendo tutto ciò di cui abbiamo bisogno. Questo potrebbe significare sperimentare con diversi tipi di proteine, come il tofu o i gamberetti, o provare nuove verdure o cereali integrali. Potrebbe anche significare giocare con le spezie, aggiungendo pepe di Cayenna per un tocco di calore, o cumino per una nota terrosa.

Creare pranzi e cene antinfiammatori significa abbracciare la gioia della cucina e del cibo. Significa prendersi il tempo per preparare i pasti, assaporando il processo tanto quanto il risultato. Significa esplorare nuovi sapori e texture, sperimentando con ingredienti diversi e ricette nuove. E, soprattutto, significa mangiare con consapevolezza e gratitudine.

Quando parliamo di pranzi e cene antinfiammatori, la parola chiave è varietà. Infatti, la combinazione di diversi alimenti non solo garantisce un apporto completo di nutrienti, ma consente anche di massimizzare i benefici antinfiammatori di ogni ingrediente. Tra questi, le verdure colorate, ricche di antiossidanti, non possono mancare. Anche le proteine di alta qualità, come il pesce azzurro o la carne magra, e i cereali integrali, che forniscono fibre e altri nutrienti essenziali, dovrebbero far parte della dieta quotidiana.

Per esempio, per il pranzo, potrebbe essere ideale una fresca insalata di quinoa con verdure crude, come i pomodori e i peperoni, e magari un po' di tonno o di tofu, entrambi fonti di proteine. Questo pasto, facile e veloce da preparare, offre un mix equilibrato di carboidrati complessi, proteine, grassi salutari, vitamine e minerali.

Per cena, invece, si potrebbe optare per una ricetta più strutturata, come un filetto di salmone al forno con un contorno di verdure a vapore, o un gustoso risotto integrale con zafferano e zucchine. Entrambi questi piatti, oltre a essere deliziosi, forniscono una buona quantità di Omega-3, acidi grassi con potenti proprietà antinfiammatorie, e di antiossidanti, grazie alla presenza di verdure e cereali integrali.

Un altro aspetto da considerare è l'utilizzo di spezie e aromi. Alimenti come la curcuma, lo zenzero, l'aglio e il peperoncino, oltre a dare sapore ai piatti, hanno dimostrato di avere proprietà antinfiammatorie. Quindi, perché non aggiungere un pizzico di curcuma al risotto o un po' di zenzero grattugiato alla marinatura del salmone?

Ricordiamoci che, per ottenere i massimi benefici da una dieta antinfiammatoria, è importante che sia sostenibile nel lungo termine. Questo significa che deve essere gustosa, varia e flessibile, per adattarsi alle esigenze e ai gusti di ciascuno. Non si tratta di seguire un regime rigido, ma di fare scelte alimentari consapevoli, che favoriscano la salute senza rinunciare al piacere del cibo. In questo modo, la cucina antinfiammatoria può diventare un vero e proprio stile di vita, capace di migliorare il nostro benessere a tutti i livelli.

E mentre facciamo queste scelte consapevoli per i pasti principali, dobbiamo ricordare che anche la scelta di spuntini e snack è un elemento cruciale nel costruire un regime alimentare antinfiammatorio. Gli snack rappresentano un'opportunità unica di integrare il nostro regime alimentare con alimenti che hanno proprietà antinfiammatorie. Sono i pasti "in movimento", i momenti di sosta tra una grande colazione e un pranzo sostanzioso, o il leggero intermezzo tra il pranzo e la cena.

Iniziamo a sfatare un mito: uno snack non deve necessariamente essere qualcosa di preconfezionato, spesso ricco di zuccheri raffinati e grassi di scarsa qualità. Uno spuntino può essere qualcosa di semplice e nutriente, preparato con ingredienti freschi e naturali.

La chiave è scegliere alimenti che, oltre a essere nutrienti, hanno proprietà antinfiammatorie.

Considerate, per esempio, un classico spuntino pomeridiano: una mela e un pugno di noci. Semplice, portatile, delizioso e ricco di proprietà antinfiammatorie. Le mele, come molte altre frutta, sono ricche di vitamina C, un potente antiossidante. Le noci, invece, sono un'ottima fonte di Omega-3 e altri grassi polinsaturi, entrambi noti per le loro proprietà antinfiammatorie. Inoltre, l'abbinamento di frutta e noci fornisce un mix di carboidrati, proteine e grassi che aiuta a mantenere stabili i livelli di zucchero nel sangue, evitando i picchi di insulina che possono favorire l'infiammazione.

Un altro esempio potrebbe essere un frullato a base di frutta, verdura e semi. Un mix di spinaci, banana, bacche di goji e semi di chia offre una varietà di nutrienti e antiossidanti. I semi di chia, in particolare, sono ricchi di fibre e Omega-3, mentre le bacche di goji sono conosciute per le loro incredibili proprietà antiossidanti.

Per chi preferisce uno spuntino salato, un'opzione interessante potrebbe essere un hummus di ceci con verdure crude. I ceci sono una buona fonte di proteine e fibre, mentre l'olio di oliva extra vergine, ingrediente essenziale dell'hummus, è ricco di grassi monoinsaturi e polifenoli, noti per le loro proprietà antinfiammatorie. Le verdure crude, poi, forniscono vitamine, minerali e antiossidanti.

Ricordiamo, però, che la chiave è sempre la moderazione: anche i cibi più salutari possono diventare un problema se consumati in eccesso. Uno snack dovrebbe essere un piccolo pasto, pensato per saziare la fame tra un pasto e l'altro, non un'occasione per mangiare senza controllo.

Anche nello scegliere gli snack è possibile seguire un approccio antinfiammatorio, privilegiando alimenti naturali, nutrienti e ricchi di antiossidanti. Un buon spuntino, quindi, non solo ci aiuta a mantenere stabili i livelli di energia durante la giornata, ma può anche contribuire a supportare il nostro sistema immunitario e a combattere l'infiammazione.

Inoltre, uno snack antinfiammatorio non deve essere per forza qualcosa di complesso o che richieda molto tempo per essere preparato. Una porzione di yogurt greco naturale con una manciata di bacche fresche e un pizzico di semi di lino macinati può essere un eccellente spuntino antinfiammatorio. Lo yogurt greco fornisce una buona quantità di proteine, importante per la sazietà, mentre le bacche e i semi di lino sono ricchi di fibre e antiossidanti.

Anche un piccolo piatto di verdure miste con un po' di guacamole può essere un'ottima scelta per uno spuntino antinfiammatorio. L'avocado nel guacamole fornisce grassi sani, che sono noti per le loro proprietà antinfiammatorie, e le verdure offrono una vasta gamma di vitamine, minerali e fibre.

Non dimentichiamo, poi, che anche le bevande possono fare la differenza: un tè verde o una tisana a base di zenzero o curcuma possono essere dei validi alleati nel contrasto all'infiammazione.

Ricordiamo infine che la nostra alimentazione deve essere piacevole. Un regime alimentare che ci fa sentire privati o frustrati ha poche probabilità di avere successo a lungo termine. La bellezza di uno spuntino antinfiammatorio è che, con la giusta selezione di ingredienti, può essere non solo salutare, ma anche delizioso e gratificante.

L'integrazione di spuntini antinfiammatori nel nostro regime alimentare quotidiano non è solo un modo efficace per sostenere il nostro sistema immunitario e la nostra salute in generale, ma può anche portare a un miglioramento della nostra qualità di vita. Quindi, la prossima volta che senti lo stomaco brontolare tra un pasto e l'altro, prendi in considerazione la possibilità di preparare uno snack che sia non solo gustoso, ma anche nutriente e antinfiammatorio.

Ma è importante ricordare che, quando si parla di cucina antinfiammatoria, non si fa riferimento solo agli ingredienti utilizzati nei pasti, ma anche al modo in cui questi alimenti sono preparati e cotti. Una corretta preparazione e cottura del cibo può infatti migliorare la disponibilità di nutrienti antinfiammatori e, in generale, contribuire alla salute."

Prima di tutto, è importante ricordare che la cottura a temperature molto alte, come ad esempio la frittura o la grigliatura a temperature elevate, può causare la formazione di composti dannosi chiamati prodotti finali della glicazione avanzata (AGEs), che possono favorire l'infiammazione. Pertanto, dovremmo preferire metodi di cottura a temperature più basse, come la cottura al vapore, il bollito, la cottura in padella a fuoco lento o la cottura in forno a temperature moderate. Questi metodi non solo minimizzano la formazione di AGEs, ma possono anche preservare meglio la qualità nutritiva degli alimenti.

Inoltre, l'uso di spezie e erbe aromatiche non solo può migliorare il sapore dei pasti, ma può anche apportare benefici antinfiammatori. Spezie come lo zenzero, la curcuma e il pepe nero, ad esempio, contengono composti con proprietà antinfiammatorie note. L'aggiunta di queste spezie ai nostri piatti può quindi aiutare a contrastare l'infiammazione. Allo stesso modo, le erbe aromatiche, come il rosmarino, il timo e l'origano, contengono antiossidanti che possono contribuire alla lotta contro l'infiammazione.

Un altro aspetto importante della cucina antinfiammatoria è la pianificazione dei pasti. Una buona pianificazione può infatti aiutare a garantire che si consumino pasti equilibrati e nutrienti ogni giorno.

Non è necessario preparare un piano dettagliato per ogni pasto della settimana, ma avere un'idea generale di ciò che si intende mangiare può essere molto utile. Ad esempio, potremmo decidere in anticipo quali proteine, carboidrati e verdure vogliamo includere nei nostri pasti, e fare in modo di avere sempre a disposizione gli ingredienti necessari.

Inoltre, preparare in anticipo alcuni pasti o componenti di pasti, come ad esempio le verdure tagliate o le proteine cotte, può rendere più facile seguire un regime alimentare antinfiammatorio anche nei giorni più impegnativi.

E' importante ricordare che l'alimentazione è solo una parte del quadro della salute. Anche l'attività fisica, un buon riposo notturno e la gestione dello stress svolgono un ruolo importante nel controllo dell'infiammazione e nel mantenimento della salute. Quindi, oltre a seguire un regime alimentare antinfiammatorio, dovremmo cercare di adottare uno stile di vita salutare in senso più ampio.

La cucina antinfiammatoria non riguarda solo la scelta degli alimenti giusti, ma anche il modo in cui questi alimenti sono preparati e consumati. È una filosofia culinaria che integra scienza e sapori, con l'obiettivo di promuovere il benessere e la salute.

Mentre la selezione degli ingredienti giusti è fondamentale, le tecniche di cottura e la preparazione dei cibi sono altrettanto importanti. La cottura prolungata a temperature elevate può degradare molti dei nutrienti benefici contenuti negli alimenti. È quindi consigliabile evitare la frittura profonda o la grigliatura a fuoco alto, optando invece per la cottura a vapore, il bollito o la cottura in forno a basse temperature. Questi metodi non solo preservano i nutrienti, ma riducono anche la produzione di composti potenzialmente dannosi.

Nella cucina antinfiammatoria, le spezie e le erbe aromatiche svolgono un ruolo chiave, arricchendo i piatti con un'esplosione di sapore e potenziando le loro proprietà antinfiammatorie. Anche l'uso di grassi sani, come quelli presenti nell'olio d'oliva, nelle noci e nei semi, può contribuire a ridurre l'infiammazione.

La pianificazione dei pasti è un altro elemento chiave per una cucina antinfiammatoria. Preparare in anticipo i pasti e fare scelte alimentari consapevoli può aiutare a mantenere un equilibrio nutrizionale e a garantire un adeguato apporto di alimenti antinfiammatori. L'obiettivo non è creare un rigido piano alimentare, ma piuttosto sviluppare un approccio flessibile che si adatti alle esigenze individuali e al ritmo della vita quotidiana.

È importante ricordare che l'approccio alla cucina antinfiammatoria va oltre la tavola. È una filosofia di vita che comprende l'attività fisica regolare, un sonno adeguato e la gestione dello stress. Tutti questi elementi, insieme a una dieta antinfiammatoria, possono aiutare a ridurre l'infiammazione cronica e a promuovere una salute ottimale.

In conclusione, la cucina antinfiammatoria non è un semplice insieme di ricette, ma una combinazione di conoscenze, tecniche e scelte che, se integrate in modo armonioso, possono portare a uno stile di vita più sano e sostenibile. È un viaggio culinario che promuove l'armonia tra il cibo e il corpo, e che ci invita a nutrire non solo il nostro fisico, ma anche il nostro benessere generale.

Capitolo 7: Lista della Spesa Definitiva: Guida Dettagliata agli Alimenti Antinfiammatori

Ripensare la propria alimentazione può essere un processo complesso, e l'idea di introdurre gli alimenti antinfiammatori nel quotidiano potrebbe sembrare ardua. Tuttavia, quest'impresa può trasformarsi in un viaggio affascinante di scoperta verso un rapporto più consapevole e benefico con il cibo.

Il cibo, nella sua essenza, è energia, è informazione per il nostro organismo. Ogni alimento che scegliamo di ingerire invia messaggi alle nostre cellule, interagendo con i nostri geni, influenzando la produzione di ormoni, modulando la risposta immunitaria. In questa complessa comunicazione biochimica, gli alimenti antinfiammatori rappresentano alleati silenziosi ma potenti.

La loro forza risiede non solo nei nutrienti che apportano, ma nella loro capacità di interagire positivamente con il nostro organismo. Alcuni di essi, ad esempio, sono ricchi di antiossidanti, molecole capaci di neutralizzare i radicali liberi, responsabili dei processi infiammatori. Altri contengono composti bioattivi che possono modulare la risposta immunitaria, sostenendo le difese naturali del corpo. Allo stesso modo, molti alimenti antinfiammatori sono fonti di fibre alimentari, che promuovono la salute del microbiota intestinale, un protagonista sempre più riconosciuto nella regolazione dell'infiammazione.

Il valore degli alimenti antinfiammatori, però, va oltre il loro contenuto nutrizionale. Essi rappresentano la chiave per riscoprire l'importanza di un approccio globale alla nutrizione, dove non solo quello che mangiamo, ma come, quando e perché lo mangiamo diventa fondamentale. In questa prospettiva, mangiare diventa un atto di cura, una scelta consapevole per sostenere il nostro benessere.

Adottare un regime alimentare antinfiammatorio non significa privarsi dei piaceri della tavola. Anzi, è un invito a esplorare la ricchezza della natura, a scoprire nuovi sapori, a sperimentare nuove combinazioni di ingredienti. È un modo per riconnettersi con il cibo, per ricordare che esso è prima di tutto un dono, un nutrimento, un sostegno per la vita.

Gli alimenti antinfiammatori ci invitano a guardare oltre il singolo pasto, oltre la singola giornata. Essi ci ricordano che la vera salute è un percorso, un impegno a lungo termine che comincia ogni giorno, ad ogni pasto, con le scelte che facciamo. In questo senso, la scelta di alimenti antinfiammatori non è solo un atto di cura per noi stessi, ma un investimento sul nostro futuro, un modo per costruire oggi la salute di domani.

Nel portare avanti questo percorso di benessere, la frutta e la verdura si rivelano alleati naturali nella lotta all'infiammazione. I loro colori vivaci non sono solo un piacere per gli occhi, ma sono anche un indicatore del loro potente contenuto antinfiammatorio. Questi alimenti, carichi di nutrienti essenziali, come vitamine, minerali, fibre e potenti antiossidanti, possono fornire un sostegno notevole alla nostra salute, contribuendo attivamente a ridurre l'infiammazione nel nostro corpo

Iniziamo il nostro viaggio nel regno verde delle verdure, dove le foglie verde scuro, come spinaci, bietole e cavolo riccio, regnano sovrane. Queste verdure sono ricche di vitamina K, vitamina A, vitamina C e minerali come il magnesio, tutti nutrienti fondamentali per combattere l'infiammazione. Inoltre, la presenza di antiossidanti, come la clorofilla, aumenta ulteriormente il loro potere antinfiammatorio. Queste verdure possono essere consumate sia crude che cotte, a seconda delle preferenze personali, permettendoci di creare piatti vari e nutrienti.

Passando al regno colorato della frutta, è impossibile non soffermarci sulle bacche. Fragole, mirtilli, lamponi, ribes, tutti questi frutti sono ricchi di antocianine, potenti antiossidanti che danno loro il caratteristico colore rosso, viola o blu. Le antocianine hanno mostrato un notevole potere antinfiammatorio, aiutando a ridurre l'infiammazione e a proteggere le cellule dai danni dei radicali liberi.

Oltre alle bacche, anche la frutta tropicale come l'ananas e la papaya meritano una menzione speciale. L'ananas contiene bromelina, un enzima con proprietà antinfiammatorie, mentre la papaya è ricca di papaìna, un altro enzima con simili benefici.

Tuttavia, non dovremmo considerare frutta e verdura solo come singoli soldati nella lotta all'infiammazione. In realtà, il loro vero potere si rivela quando sono integrati in una dieta equilibrata e varia, insieme ad altri alimenti ricchi di nutrienti, come cereali integrali, legumi, semi, noci, pesce ricco di omega-3 e olio extravergine di oliva.

Inoltre, è importante ricordare che il modo in cui consumiamo frutta e verdura può influenzare la loro potenza antinfiammatoria. Cucinare delicatamente le verdure, preferibilmente a vapore o mediante cottura lenta, può aiutare a preservare i loro nutrienti. D'altra parte, l'associazione di verdure con grassi sani, come l'olio extravergine di oliva o l'avocado, può aumentare l'assorbimento delle vitamine liposolubili presenti nelle verdure.

La chiave per sfruttare appieno il potenziale antinfiammatorio della frutta e della verdura è l'integrazione regolare e varia di questi alimenti nella dieta. Provare a includere almeno una porzione di frutta o verdura ad ogni pasto, scegliendo prodotti di stagione e variando il più possibile, può essere un buon punto di partenza. In questo modo, non solo potremmo assicurarci un'ampia gamma di nutrienti, ma potremmo anche sperimentare nuovi sapori e consistenze, rendendo i nostri pasti un momento di piacere oltre che di cura per il nostro corpo.

Adottando queste abitudini, la nostra lista della spesa potrebbe gradualmente arricchirsi di colori, sapori e salute. Non solo, potremmo scoprire nuovi alimenti, imparare a prepararli e ad apprezzarli, integrandoli nel nostro quotidiano. Potremmo così realizzare che prendersi cura della nostra salute non significa rinunciare al gusto, ma scoprire un nuovo, delizioso modo di nutrire il nostro corpo.

L'adozione di una dieta antinfiammatoria, quindi, non si riduce a una mera scelta di alimenti. Si tratta piuttosto di un cambiamento graduale e consapevole delle nostre abitudini alimentari, che può portare a una migliore salute e a una maggiore consapevolezza del nostro corpo. Alimentare il nostro corpo con cibi ricchi di sostanze antinfiammatorie come la frutta e la verdura è un atto di rispetto verso noi stessi e il nostro benessere, un passo fondamentale verso una vita più sana e soddisfacente.

E mentre ci impegniamo in questo percorso di scoperta, ricordiamoci che ogni piccolo cambiamento conta. Ogni frutto, ogni verdura, ogni pasto, può essere un passo verso un benessere più grande. Così, mentre ci avventuriamo in questo viaggio di salute, non sottovalutiamo il potere di ogni singola scelta, di ogni singolo pasto. La frutta e la verdura, con le loro proprietà antinfiammatorie, sono un rimedio delizioso e naturale a portata di mano.

Ma non dimentichiamo che la nostra dieta è un arco-iris di nutrienti, e come tali, le proteine rappresentano un altro colore essenziale in questa tavolozza. Le proteine sono un componente fondamentale della nostra dieta. Non solo contribuiscono alla crescita e al mantenimento della massa muscolare, ma svolgono un ruolo cruciale in molte funzioni biologiche, compresa la risposta immunitaria e l'infiammazione. Optare per fonti di proteine antinfiammatorie può quindi essere un'ottima strategia per migliorare il nostro benessere e ridurre il rischio di patologie legate all'infiammazione cronica.

Tra le fonti di proteine antinfiammatorie più note, troviamo i pesci grassi, come il salmone, lo sgombro e le sardine. Ricchi di acidi grassi Omega-3, questi alimenti sono noti per le loro proprietà antinfiammatorie e possono essere facilmente integrati nella nostra dieta attraverso grigliate, al forno o in insalate. Un altro esempio di proteina antinfiammatoria è il pollame magro, come il pollo e il tacchino, che forniscono proteine di alta qualità senza il carico di grassi saturi presente in molte carni rosse.

Ma le proteine antinfiammatorie non provengono solo da fonti animali. Molti vegetali, infatti, contengono proteine che possono aiutare a combattere l'infiammazione. Questo è il caso, per esempio, dei legumi, come fagioli, lenticchie e ceci, che offrono un'ottima combinazione di proteine, fibre e fitonutrienti antinfiammatori.

I semi, come quelli di lino, chia e zucca, sono un'altra grande fonte di proteine antinfiammatorie, così come la quinoa, un cereale che contiene tutti i nove amminoacidi essenziali e che può quindi essere considerato una proteina completa.

Includere queste proteine antinfiammatorie nella nostra dieta non deve essere complicato. Il trucco è variare le fonti di proteine e combinare diversi alimenti per ottenere un apporto proteico equilibrato. Ad esempio, potremmo includere pesce grasso un paio di volte a settimana, alternandolo con pollame e legumi. I semi possono essere aggiunti alle insalate o ai frullati, mentre la quinoa può essere utilizzata come base per insalate o come contorno.

È importante ricordare che, mentre le proteine aiutano a combattere l'infiammazione, un eccesso di proteine, soprattutto se provengono da fonti ricche di grassi saturi e trans, può avere l'effetto opposto. È quindi fondamentale prestare attenzione non solo alla quantità, ma anche alla qualità delle proteine che includiamo nella nostra dieta.

Le proteine giocano un ruolo chiave nella nostra salute e benessere, e scegliere fonti di proteine antinfiammatorie può essere un passo importante verso una dieta più salutare. Che si tratti di salmone, pollo, lenticchie o quinoa, ognuno di questi alimenti ha il potenziale di arricchire la nostra dieta non solo di proteine, ma anche di una varietà di nutrienti e composti bioattivi che potenziano ulteriormente le proprietà antinfiammatorie della nostra dieta. È la sinergia tra tutti questi componenti che rende questi alimenti così potenti nella lotta contro l'infiammazione.

Per esempio, i legumi, oltre alle proteine, offrono un buon apporto di fibre alimentari, vitamine del gruppo B e minerali come il ferro e il magnesio. Questi nutrienti contribuiscono a mantenere l'integrità del sistema immunitario, migliorano la salute intestinale, e alcuni di loro, come il magnesio, hanno dimostrato proprietà antinfiammatorie proprie.

Allo stesso modo, i semi non solo forniscono proteine, ma sono anche ricchi di acidi grassi polinsaturi e composti antiossidanti, come la vitamina E, che proteggono le cellule dallo stress ossidativo, un fattore chiave nell'infiammazione cronica. Infine, il pesce grasso, oltre all'apporto di proteine e Omega-3, è una buona fonte di vitamina D, un nutriente che ha dimostrato di svolgere un ruolo cruciale nella regolazione della risposta immunitaria e dell'infiammazione.

Incorporare queste fonti di proteine antinfiammatorie nella dieta quotidiana non è solo un modo per variare l'apporto proteico, ma rappresenta anche una strategia complessiva per un'alimentazione sana ed equilibrata. E ricordate, mentre la dieta gioca un ruolo importante nella gestione dell'infiammazione, dovrebbe essere parte di un approccio di vita sano che includa anche attività fisica regolare, un sonno adeguato e tecniche di gestione dello stress.

Scegliere fonti di proteine antinfiammatorie può quindi essere visto come un investimento per il nostro benessere generale, un passo verso una vita più sana, più equilibrata e, in ultima analisi, più felice. Poiché ogni persona ha esigenze e preferenze alimentari uniche, può essere utile lavorare con un dietista o un nutrizionista per creare un piano alimentare personalizzato che includa una varietà di proteine antinfiammatorie in modo delizioso e sostenibile.

Tuttavia, la nostra missione per un'alimentazione sana non finisce qui. Ci sono ancora tantissimi alimenti di base da esplorare, alcuni dei quali potrebbero sorprenderci per il loro potenziale antinfiammatorio. Uno di questi gruppi sono i grani integrali, le noci e i semi. Questi alimenti, pur essendo semplici e quotidiani, nascondono un incredibile potenziale antinfiammatorio che può contribuire enormemente alla nostra salute.

I grani integrali, a differenza dei loro equivalenti raffinati, mantengono l'intero chicco del grano, compresi il germe e la crusca, che sono ricchi di fibre e nutrienti essenziali. Queste fibre non solo aiutano a mantenere la salute intestinale, favorendo una flora batterica equilibrata, ma anche riducono la risposta insulinica dopo i pasti, un fattore chiave per prevenire l'infiammazione cronica. Inoltre, i grani integrali sono una buona fonte di antiossidanti, come i fenoli e le lignine, che neutralizzano i radicali liberi e riducono l'infiammazione.

Le noci, i semi e gli altri frutti a guscio, a loro volta, sono un'ottima fonte di acidi grassi essenziali Omega-3, noti per le loro proprietà antinfiammatorie. Le noci, per esempio, sono una delle poche fonti vegetali di acido alfa-linolenico (ALA), un tipo di Omega-3 che il corpo può trasformare, seppur in quantità limitate, nei più potenti EPA e DHA. Ma non si tratta solo di Omega-3: le noci e i semi sono anche ricchi di vitamina E, un potente antiossidante, e di altri composti bioattivi che possono supportare la salute del cuore e del cervello, riducendo l'infiammazione.

La scelta dei grani integrali, delle noci e dei semi, quindi, va ben oltre la semplice preferenza per alimenti non raffinati o l'aggiunta di un tocco croccante ai propri piatti. È una scelta strategica per fornire al proprio corpo gli strumenti necessari per combattere l'infiammazione. Incorporarli nella propria alimentazione può essere semplice come optare per il pane integrale invece di quello bianco, aggiungere un pugno di noci o semi alla propria insalata, o utilizzare farine integrali nelle preparazioni casalinghe.

Tuttavia, è importante ricordare che, mentre questi alimenti possono svolgere un ruolo significativo nella riduzione dell'infiammazione, la loro efficacia sarà massima se inseriti in un contesto di un'alimentazione globale equilibrata e di uno stile di vita sano. Il consumo di grani integrali, noci e semi, quindi, dovrebbe essere affiancato ad un ampio consumo di frutta e verdura, una fonte adeguata di proteine e una moderata assunzione di grassi salutari, oltre ad un regolare esercizio fisico e una buona gestione dello stress.

Grani integrali, noci e semi rappresentano preziosi alleati nella lotta contro l'infiammazione. Sfruttarne le proprietà antinfiammatorie, incorporandoli in una dieta equilibrata e varia, può essere un passo fondamentale per promuovere il benessere generale e prevenire molte malattie legate all'infiammazione cronica.

Ogni piccolo cambiamento nelle nostre scelte quotidiane può fare la differenza, soprattutto se mantenuto nel tempo. La scelta di utilizzare un pane integrale al posto di quello raffinato, di spargere un pugno di semi sul proprio piatto di insalata o di consumare una manciata di noci come spuntino pomeridiano, potrebbe sembrare insignificante presa singolarmente, ma sommata a tutte le altre scelte alimentari sane che facciamo ogni giorno, contribuisce a creare un ambiente interno nel nostro organismo più equilibrato e meno soggetto all'infiammazione.

Inoltre, l'inclusione di questi alimenti nella nostra alimentazione non deve essere percepita come un sacrificio, ma come un'opportunità per scoprire nuovi sapori e abbinamenti. La versatilità di grani integrali, noci e semi li rende adatti a molte preparazioni: possono essere utilizzati nei piatti principali, nelle insalate, nei dolci e come snack. Per esempio, potremmo sperimentare una colazione con un porridge di avena integrale arricchito con semi di lino e noci, o un pranzo con una ricca insalata di quinoa, semi di zucca e mandorle.

Oltre alla scelta di alimenti specifici, è importante anche considerare il modo in cui li prepariamo. Alcuni metodi di cottura possono preservare meglio i nutrienti e gli antiossidanti contenuti nei grani integrali, noci e semi, come la cottura a vapore o la cottura lenta. Allo stesso tempo, evitare l'aggiunta eccessiva di grassi saturi o zuccheri raffinati può contribuire a mantenere basso l'indice infiammatorio del nostro pasto.

L'approccio alla cucina e all'alimentazione dovrebbe essere sempre positivo e curioso. L'adozione di un regime alimentare antinfiammatorio non significa escludere categoricamente alcuni alimenti, ma piuttosto imparare a fare scelte più consapevoli che rispettino le necessità del nostro organismo. Ricordiamoci che ogni pasto rappresenta un'opportunità per nutrire il nostro corpo, e che ognuno di noi ha il potere di fare la differenza per la propria salute, un boccone alla volta.

Parte integrante di questo processo è saper pianificare e organizzare i nostri pasti in modo efficiente e produttivo. Ed è qui che entra in gioco la creazione di una lista della spesa antinfiammatoria personalizzata. Questo passo, apparentemente semplice, è in realtà un elemento di sintesi di tutto ciò che abbiamo esplorato fino a questo punto, e racchiude l'essenza dell'approccio proattivo alla salute che stiamo cercando di promuovere.

Un'adeguata lista della spesa è come una bussola alimentare, una guida che ci aiuta a navigare tra gli scaffali del supermercato, guidandoci verso scelte che sostengono il nostro benessere. Creare una lista della spesa antinfiammatoria personalizzata significa prenderci il tempo per riflettere su quali alimenti favoriscono la nostra salute e ci fanno sentire al meglio. Significa anche imparare ad ascoltare i segnali del nostro corpo e ad adattare la nostra alimentazione alle sue esigenze specifiche.

Non esiste una lista della spesa antinfiammatoria universale che sia perfetta per tutti, perché ognuno di noi è unico, con le proprie esigenze, preferenze e obiettivi di salute. Quello che funziona per una persona potrebbe non funzionare per un'altra. Quindi, il primo passo nella creazione della nostra lista della spesa è capire quali alimenti ci fanno sentire bene e quali potrebbero causare infiammazione o disagio.

Potremmo scoprire, ad esempio, che i grani integrali sono un'ottima fonte di energia per noi, ma che dobbiamo limitare il consumo di alcuni tipi di frutta che causano gonfiore. O che i latticini, pur essendo una fonte di proteine, causano problemi digestivi. Oppure potremmo scoprire che siamo particolarmente sensibili al glutine, e quindi dovremmo preferire cereali alternativi come il riso integrale o la quinoa.

Dopo aver identificato i cibi che ci fanno sentire bene, il passo successivo è organizzarli in una lista della spesa che rispecchi i nostri obiettivi di salute. Questo non significa dover eliminare completamente alcuni alimenti, ma piuttosto imparare a fare scelte più consapevoli e bilanciate. Ad esempio, potremmo decidere di limitare il consumo di carne rossa, ma aumentare quello di pesci ricchi di omega-3, come il salmone o il tonno.

E' importante ricordare che una lista della spesa antinfiammatoria personalizzata è uno strumento in continua evoluzione. La nostra alimentazione può e dovrebbe cambiare con noi, adattandosi alle nostre esigenze che possono variare a seconda della fase della vita in cui ci troviamo, del nostro livello di attività fisica, dello stress e di molti altri fattori.

Quindi, è fondamentale fare periodicamente il punto su come ci sentiamo, su quali alimenti ci fanno stare bene e su quali potrebbero essere fonte di problemi. Questo ci permetterà di aggiornare la nostra lista della spesa, assicurandoci che rimanga sempre uno strumento efficace per promuovere la nostra salute e il nostro benessere a lungo termine.

Una lista della spesa personalizzata non è solo un elenco di cibi da acquistare, ma rappresenta un impegno verso noi stessi e la nostra salute. Ogni volta che scegliamo un alimento da aggiungere alla lista, stiamo facendo una scelta consapevole verso un corpo più sano e una vita più equilibrata. Questo processo richiede tempo e attenzione, ma i benefici che ne derivano sono inestimabili.

Ricordiamo, ad esempio, l'importanza di includere una varietà di cibi antinfiammatori nella nostra lista. Questo potrebbe includere una vasta gamma di verdure colorate, frutta, proteine magre, grassi sani e cereali integrali. Questi alimenti, come abbiamo discusso, sono pieni di nutrienti che aiutano a combattere l'infiammazione e promuovono una buona salute generale.

Una strategia efficace potrebbe essere quella di organizzare la lista della spesa per categorie di alimenti, assicurandoci di includere ogni giorno una varietà di cibi da ogni gruppo. Potremmo, ad esempio, prevedere una colazione a base di cereali integrali, frutta e noci; un pranzo con proteine magre e una varietà di verdure; uno snack pomeridiano con frutta e semi; e una cena con una porzione di proteine, cereali integrali e verdure.

Inoltre, dovremmo tenere a mente la stagionalità degli alimenti. Gli alimenti di stagione non solo hanno un sapore migliore, ma sono anche più ricchi di nutrienti. Inoltre, consumando prodotti locali e di stagione, possiamo contribuire alla sostenibilità dell'ambiente e della nostra economia locale.

Ricordiamo, infine, che una dieta antinfiammatoria non è solo questione di quello che mangiamo, ma anche di come lo mangiamo. Prendersi il tempo per cucinare, mangiare con attenzione, gustare ogni boccone e ascoltare i segnali del nostro corpo sono altrettanti modi per trasformare il nostro modo di mangiare in un vero e proprio atto di cura di sé.

Avere una lista della spesa personalizzata ci permette di fare scelte alimentari consapevoli e informate. Con un po' di pianificazione e attenzione, possiamo trasformare la nostra alimentazione in un potente strumento per combattere l'infiammazione e favorire il nostro benessere a lungo termine. Questa lista è il risultato di un viaggio di scoperta e di impegno, una testimonianza tangibile del nostro desiderio di vivere una vita più salutare e bilanciata.

Capitolo 8: Il Legame tra Attività Fisica e Dieta Antinfiammatoria: Consigli per un Allenamento Ottimale

L'interazione tra dieta ed esercizio fisico è un aspetto fondamentale della salute e del benessere, e gioca un ruolo cruciale quando ci occupiamo di ridurre l'infiammazione nel corpo. Questo legame non è unidirezionale, ma piuttosto un intricato dialogo che si svolge tra il cibo che ingeriamo e l'attività fisica che svolgiamo.

Iniziamo con l'influenza che la dieta ha sull'allenamento. Ogni tipo di esercizio fisico richiede un adeguato apporto di nutrienti per sostenere l'energia, la forza e la resistenza. Quando la nostra dieta è composta da alimenti antinfiammatori, come frutta, verdura, proteine magre, cereali integrali e grassi sani, forniamo al nostro corpo il carburante ideale per sostenere un allenamento efficace. Gli alimenti antinfiammatori, ricchi di vitamine, minerali e antiossidanti, non solo forniscono l'energia necessaria per un allenamento, ma aiutano anche a ridurre l'infiammazione post-esercizio, accelerando così il recupero.

Allo stesso tempo, l'esercizio fisico può influenzare la nostra dieta, e questo avviene in più modi. Prima di tutto, l'attività fisica può stimolare l'appetito, rendendo fondamentale la scelta di alimenti nutrienti e sazianti per evitare pasti eccessivi o scelte alimentari non salutari. In secondo luogo, l'esercizio fisico può migliorare la sensibilità all'insulina e aiutare a regolare il metabolismo, rendendo più efficiente l'uso dei nutrienti da parte del corpo. Infine, l'esercizio fisico può anche influenzare le nostre preferenze alimentari. Gli studi hanno mostrato che le persone fisicamente attive tendono a scegliere alimenti più sani, inclusi quelli ricchi di nutrienti e antinfiammatori.

L'interazione tra dieta ed esercizio fisico va oltre la semplice questione di "quanta energia entra e quanta esce". Riguarda il modo in cui il nostro corpo utilizza i nutrienti, come risponde all'esercizio fisico e come questi fattori influenzano la nostra salute generale, compresa l'infiammazione. Comprendere e rispettare questo delicato equilibrio è la chiave per ottimizzare l'allenamento e sfruttare al massimo i benefici di una dieta antinfiammatoria.

Ecco perché è fondamentale abbinare un piano di allenamento ben strutturato a una dieta ricca di alimenti antinfiammatori. Insieme, questi due elementi possono amplificare i benefici per la salute, migliorare le prestazioni fisiche, accelerare il recupero e contribuire a un generale senso di benessere.

Il concetto di salute e benessere va oltre la mera assenza di malattia. Comprende la capacità di vivere una vita piena e attiva, di mantenere un peso corporeo sano e di gestire efficacemente lo stress e l'infiammazione. E questa è una sfida che richiede un impegno da parte nostra, ma è un impegno che può portare a una trasformazione profonda della nostra vita.

Nel trarre il massimo da un allenamento, un'alimentazione antinfiammatoria si rivela una strategia efficace. Gli alimenti antinfiammatori possono aiutare a mantenere un equilibrio ottimale di macronutrienti, vitamine e minerali, favorendo una migliore prestazione fisica. Allo stesso tempo, questi alimenti possono agire sulla velocità e sull'efficienza del recupero post-allenamento, riducendo l'infiammazione che può derivare da un allenamento intenso e migliorando la prontezza per le sessioni di allenamento successive.

D'altro canto, un regolare esercizio fisico può rafforzare l'impatto positivo di una dieta antinfiammatoria sulla salute. L'attività fisica stimola una serie di processi biochimici nel corpo, tra cui la produzione di molecole anti-infiammatorie e la riduzione del tessuto adiposo, che è noto per rilasciare mediatori pro-infiammatori. Inoltre, l'allenamento può migliorare la funzione immunitaria, aumentare la sensibilità all'insulina e migliorare la salute cardiovascolare, tutti fattori che contribuiscono a ridurre l'infiammazione cronica.

Questo intreccio tra dieta ed esercizio fisico porta a un circolo virtuoso: l'alimentazione influisce positivamente sull'allenamento e l'allenamento, a sua volta, ottimizza i benefici derivanti da una dieta sana. Insieme, essi creano una sinergia che può amplificare i risultati che ciascuno può ottenere da solo.

Pertanto, quando si progetta un piano di allenamento, è essenziale considerare anche l'aspetto alimentare. La dieta deve essere considerata come un componente integrale del piano di allenamento, non come un elemento secondario. Creare un programma di allenamento personalizzato che includa un piano alimentare antinfiammatorio può essere un investimento strategico nel proprio benessere a lungo termine.

Ciascuno di noi è unico e ciò che funziona per una persona potrebbe non funzionare per un'altra. Pertanto, la personalizzazione è la chiave. Il piano alimentare e di allenamento deve essere adattato alle esigenze individuali, agli obiettivi di salute e di fitness, al livello di attività fisica e alle preferenze alimentari.

L'interazione tra dieta ed esercizio fisico può avere un impatto profondo sulla nostra salute e sul nostro benessere, soprattutto quando ci impegniamo a fare scelte alimentari antinfiammatorie e a mantenere un livello di attività fisica adeguato. Attraverso questa armoniosa simbiosi, possiamo avvicinarci al nostro obiettivo di una vita più sana e felice.

Anche se molte persone associano l'esercizio fisico principalmente alla perdita di peso o all'incremento della massa muscolare, è importante non dimenticare che questi benefici sono solo la punta dell'iceberg. L'allenamento, infatti, va molto oltre e assume un ruolo centrale nel mantenimento di un organismo in salute e nel contrasto all'infiammazione.

L'attività fisica, in realtà, è un potente strumento antinfiammatorio. Durante l'esercizio, il corpo produce una varietà di molecole che agiscono positivamente sul sistema immunitario, contribuendo a modulare e ridurre l'infiammazione. Le cellule immunitarie diventano più efficienti, e le molecole pro-infiammatorie vengono controbilanciate da quelle anti-infiammatorie, portando a un netto miglioramento della salute generale.

Il corpo umano è progettato per muoversi. Nella nostra evoluzione come specie, l'attività fisica è stata un elemento fondamentale per la sopravvivenza e lo sviluppo. Oggi, nonostante la prevalenza di stili di vita sedentari, l'esercizio fisico rimane essenziale per mantenere la nostra salute ottimale. La mancanza di movimento può portare a una serie di problemi di salute, tra cui l'aumento dell'infiammazione cronica.

L'attività fisica regolare può contribuire a ridurre l'infiammazione nel corpo in diversi modi. Prima di tutto, l'esercizio aiuta a ridurre il grasso corporeo, un importante produttore di molecole pro-infiammatorie. In secondo luogo, l'allenamento stimola la produzione di molecole anti-infiammatorie come l'interleuchina-6, che può aiutare a ridurre l'infiammazione. Inoltre, l'attività fisica aumenta la produzione di endorfine, noti anche come ormoni del benessere, che non solo migliorano l'umore ma possono anche avere effetti anti-infiammatori.

Quindi, come possiamo sfruttare al meglio l'allenamento come strumento antinfiammatorio? Prima di tutto, è importante scegliere un tipo di esercizio che si ama. Che si tratti di yoga, corsa, sollevamento pesi o ciclismo, l'importante è muoversi regolarmente. La consistenza è la chiave. Anche piccoli cambiamenti possono avere un impatto significativo nel tempo.

In secondo luogo, l'intensità dell'allenamento può essere un fattore importante. Mentre l'esercizio fisico intenso può provocare temporaneamente un picco di infiammazione, l'allenamento moderato e regolare può contribuire a ridurre l'infiammazione cronica. Pertanto, è importante trovare un equilibrio tra intensità e frequenza dell'allenamento, adattandolo alle proprie capacità e obiettivi.

Come abbiamo già visto, l'allenamento e l'alimentazione vanno di pari passo. Una dieta antinfiammatoria può supportare il corpo prima, durante e dopo l'allenamento, fornendo i nutrienti necessari per un ottimo rendimento e un efficace recupero. L'allenamento è un potente strumento antinfiammatorio, che non solo può aiutare a ridurre l'infiammazione cronica, ma può anche migliorare il benessere fisico e mentale a lungo termine. È un alleato essenziale nella gestione del peso, nel controllo dello stress e nell'aumento della longevità, e dovrebbe essere un pilastro fondamentale di ogni stile di vita sano.

Un altro elemento importante da considerare è il recupero. La rigenerazione del corpo dopo un'intensa sessione di allenamento è vitale per minimizzare l'infiammazione e massimizzare i benefici. Questo include un adeguato riposo, sonno di qualità, idratazione e nutrizione post-allenamento. Anche qui, la dieta antinfiammatoria svolge un ruolo cruciale, fornendo gli ingredienti necessari per il recupero e la rigenerazione.

Per esempio, proteine di alta qualità, come quelle che si trovano in pesce, pollame, legumi e noci, aiutano a riparare e a costruire i muscoli. I carboidrati complessi, come quelli che si trovano nei cereali integrali, forniscono energia. Gli alimenti ricchi di antiossidanti e omega-3, come frutta, verdura, noci e semi, possono aiutare a ridurre l'infiammazione e a velocizzare il recupero.

Incorporare la mindfulness o la meditazione nel tuo programma di allenamento può anche aiutare a gestire lo stress e a ridurre l'infiammazione. Queste tecniche di rilassamento possono migliorare il recupero, la qualità del sonno e la salute generale, rendendo l'allenamento un'esperienza più equilibrata e benefica.

Ricordiamo infine che ogni individuo è unico, e ciò che funziona per uno potrebbe non funzionare per un altro. L'ascolto del proprio corpo è fondamentale. Si tratta di trovare il giusto equilibrio tra allenamento, nutrizione e riposo, che consenta di vivere una vita attiva, sana e libera da infiammazione.

L'allenamento è uno strumento potente e versatile nel combattere l'infiammazione. Non è solo una questione di forma fisica o estetica, ma un elemento fondamentale per la salute e il benessere a lungo termine. Se combinato con una dieta antinfiammatoria, può fornire una strategia completa per una vita sana, attiva e piena di energia. Non esistono scorciatoie o soluzioni magiche, ma con costanza, dedizione e un approccio equilibrato, i benefici possono essere straordinari.

Una parte integrante di questa strategia coinvolge l'attenta considerazione del timing dell'alimentazione. Il momento in cui scegliamo di nutrire il nostro corpo può avere un impatto significativo sul modo in cui rispondiamo all'allenamento e su come massimizziamo i benefici antinfiammatori della nostra dieta. L'approccio più efficace per ottimizzare la performance, accelerare il recupero e ridurre l'infiammazione, ruota attorno a ciò che mangiamo prima e dopo l'allenamento.

Prima dell'allenamento, è consigliabile fare uno spuntino nutriente che fornisca energia sostenuta. Questo pasto dovrebbe essere composto da carboidrati complessi, che forniscono energia a rilascio lento, abbinati a una fonte di proteine di qualità. Ad esempio, una porzione di avena integrale con semi di chia o una fetta di pane integrale con avocado potrebbero essere ottimi spuntini pre-allenamento. Le fibre e i carboidrati complessi mantengono il livello di zuccheri nel sangue stabile, fornendo energia costante per tutta la durata dell'allenamento.

D'altra parte, la nutrizione post-allenamento si concentra sulla riparazione e sulla rigenerazione. Dopo un allenamento intenso, i muscoli hanno bisogno di proteine per riparare i tessuti danneggiati e di carboidrati per rifornire le riserve di glicogeno. Ancora una volta, un mix di proteine e carboidrati è l'ideale. Un frullato di proteine vegetali con una banana, ad esempio, può fornire sia proteine per la riparazione muscolare che carboidrati per la ricostituzione delle riserve energetiche.

Ma non si tratta solo di cosa mangiare, ma anche di quando. Idealmente, dovremmo cercare di mangiare il nostro spuntino o pasto pre-allenamento circa 1-2 ore prima dell'esercizio fisico. Questo permette al cibo di essere digerito e assorbito, fornendo l'energia necessaria per l'allenamento. Dopo l'allenamento, c'è una 'finestra' di circa 30-60 minuti, in cui il corpo è particolarmente recettivo ai nutrienti. Mangiare durante questa finestra può accelerare il recupero e ridurre l'infiammazione.

In aggiunta a queste linee guida generali, è importante tenere presente che ogni individuo è diverso. Ciò che funziona per uno potrebbe non funzionare per un altro. È essenziale sperimentare e ascoltare il proprio corpo per determinare ciò che funziona meglio per te.

In tutto questo, il concetto fondamentale da ricordare è che l'allenamento e la nutrizione sono due parti di un tutto. Funzionano in sinergia per promuovere la salute e il benessere. L'allenamento regolare può ridurre l'infiammazione e migliorare la salute generale, ma senza la corretta alimentazione, non riusciremo a sfruttare al massimo i suoi benefici. Allo stesso modo, una dieta antinfiammatoria può fare molto per promuovere la salute, ma senza l'esercizio fisico, i suoi benefici saranno limitati. Quando combinati in modo efficace, tuttavia, dieta e allenamento possono agire in modo sinergico per promuovere una salute ottimale e combattere l'infiammazione.

Per esempio, l'allenamento fisico può aumentare la sensibilità all'insulina, migliorando il modo in cui il corpo gestisce lo zucchero nel sangue. Questo effetto può essere ulteriormente potenziato da una dieta ricca di alimenti a basso indice glicemico, come la frutta, la verdura e i cereali integrali. Allo stesso modo, l'esercizio fisico può promuovere la salute del microbiota intestinale, un effetto che può essere ulteriormente potenziato da una dieta ricca di fibre prebiotiche.

Il timing dell'alimentazione può giocare un ruolo importante anche nel gestire la risposta infiammatoria dell'organismo. Dopo un allenamento intenso, il corpo entra in uno stato pro-infiammatorio, con l'infiammazione che aiuta a stimolare l'adattamento e la rigenerazione dei tessuti. Mangiare un pasto ricco di nutrienti antinfiammatori dopo l'allenamento può aiutare a bilanciare questa risposta, accelerando il recupero e riducendo l'infiammazione a lungo termine.

In sintesi, la combinazione di un allenamento regolare e di una dieta antinfiammatoria, insieme a un attento timing dell'alimentazione, può essere un potente strumento per promuovere la salute e il benessere. Non solo ci aiuterà a sentirsi e a esibirsi al meglio nel qui e ora, ma può anche proteggerci dalle malattie croniche e migliorare la nostra qualità della vita a lungo termine.

Ricorda sempre, tuttavia, che non esiste una soluzione unica per tutti quando si tratta di dieta e allenamento. È importante ascoltare il proprio corpo, lavorare con professionisti della salute se necessario, e fare i propri aggiustamenti per trovare ciò che funziona meglio per te. Se lo faremo, potremmo scoprire che la strada verso la salute e il benessere è molto più piacevole e gratificante di quanto avremmo mai immaginato.

La stessa mentalità si applica all'esercizio fisico, il cui ruolo nella lotta contro l'infiammazione cronica è ben accettato. Tuttavia, l'approccio all'allenamento è altrettanto cruciale quanto l'allenamento stesso. Un programma di allenamento ottimale può non solo ridurre l'infiammazione ma anche promuovere la resilienza del corpo, potenziare il sistema immunitario e migliorare la qualità della vita. In questa nuova fase, esploreremo come possiamo approcciare l'esercizio fisico per massimizzare il suo effetto antinfiammatorio.

Per prima cosa, è importante sottolineare che non esiste un unico "migliore" tipo di esercizio per combattere l'infiammazione. La ricerca ha dimostrato che una varietà di forme di esercizio, dai pesi alla corsa, allo yoga, possono avere effetti antinfiammatori. Ciò che conta è che l'attività sia adatta alle capacità individuali e sostenuta nel tempo. Infatti, la coerenza è spesso più importante dell'intensità o della modalità di esercizio.

Un approccio equilibrato all'allenamento può includere una combinazione di esercizio aerobico, resistenza e flessibilità. L'esercizio aerobico, come la corsa o il nuoto, è ben noto per i suoi effetti benefici sulla salute cardiovascolare e può aiutare a ridurre l'infiammazione. L'allenamento di resistenza, come i pesi liberi o le macchine, può aiutare a costruire la forza muscolare, migliorare la salute delle ossa e stimolare il metabolismo, contribuendo a ridurre l'infiammazione. Infine, gli esercizi di flessibilità e equilibrio, come lo yoga e il tai chi, possono aiutare a ridurre lo stress, migliorare la postura e la mobilità, e possono avere effetti antinfiammatori.

È importante ricordare, tuttavia, che l'esercizio fisico dovrebbe essere sempre accompagnato da un adeguato recupero. L'allenamento intenso senza un adeguato tempo di recupero può effettivamente aumentare l'infiammazione e stressare il corpo. Pertanto, assicurarsi di includere nel proprio regime di allenamento periodi di riposo, un adeguato sonno e tecniche di recupero come lo stretching o il foam rolling può aiutare a massimizzare i benefici antinfiammatori dell'esercizio.

La connessione mente-corpo non dovrebbe essere trascurata. L'esercizio fisico può essere un potente strumento per gestire lo stress, che è un noto promotore dell'infiammazione. Pratiche come la meditazione o lo yoga, che integrano movimento e consapevolezza, possono aiutare a calmare la mente, ridurre lo stress e, di conseguenza, ridurre l'infiammazione.

In sintesi, un regime di allenamento ottimale per combattere l'infiammazione può includere una varietà di esercizi, un adeguato recupero e un focus sulla connessione mente-corpo. Ricorda, l'importante è trovare un tipo di esercizio che ami e che riesci a mantenere nel tempo. In questo modo, l'esercizio fisico diventa una parte integrante e piacevole della tua vita, piuttosto che un compito o un obbligo.

Personalizzare il tuo regime di allenamento in base alle tue esigenze e capacità individuali è essenziale. Se stai affrontando un problema di salute specifico, ad esempio, potresti avere bisogno di adattare il tuo allenamento per evitare ulteriori problemi o disagi. In questi casi, lavorare con un professionista del fitness o un fisioterapista può essere molto utile. Essi possono aiutarti a creare un programma di allenamento che tenga conto dei tuoi limiti individuali, promuova la tua salute e ti aiuti a raggiungere i tuoi obiettivi.

Anche la motivazione gioca un ruolo cruciale. Trovare un compagno di allenamento, stabilire obiettivi raggiungibili e monitorare i tuoi progressi può aiutarti a mantenere la motivazione nel tempo. E ricorda, ogni piccolo passo che fai verso un maggior movimento e attività fisica conta. Non è necessario correre una maratona per beneficiare degli effetti antinfiammatori dell'esercizio fisico. Anche semplici attività quotidiane, come camminare di più o fare le scale invece dell'ascensore, possono fare una grande differenza.

Avere un approccio positivo e proattivo verso il tuo regime di allenamento può anche fare una grande differenza. Se vedi l'esercizio fisico come un'opportunità per migliorare la tua salute, piuttosto che come una sfida o un sacrificio, sarai più propenso a farlo regolarmente. Ricorda, l'esercizio fisico è un regalo che fai al tuo corpo, non una punizione.

Incorporare l'esercizio fisico nella tua vita come parte di un approccio olistico alla salute può avere effetti profondi sul tuo benessere generale. Non solo può aiutare a ridurre l'infiammazione, ma può anche migliorare il tuo umore, aumentare la tua energia, migliorare il tuo sonno e arricchire la tua vita in molti altri modi. Se abbinato a una dieta antinfiammatoria, l'esercizio fisico può diventare un potente strumento per promuovere la tua salute e il tuo benessere a lungo termine.

Questa sinergia tra dieta ed esercizio fisico diventa ancor più evidente quando la implementiamo come strategia fondamentale per prevenire, gestire e potenzialmente invertire le condizioni legate all'infiammazione cronica. Questo binomio non solo agisce come un potente strumento per ridurre l'infiammazione, ma promuove anche un migliore stato di salute e benessere generale.

La creazione di un piano olistico per il benessere a lungo termine richiede di considerare il corpo come un sistema interconnesso. Nutrire il corpo con alimenti ricchi di nutrienti antinfiammatori fornisce le fondamenta per questo piano. Tuttavia, l'inclusione di un regolare esercizio fisico è il tassello che completa il quadro, permettendo al corpo di utilizzare in modo ottimale i nutrienti forniti e di massimizzare i benefici di una dieta antinfiammatoria.

Una strategia efficace potrebbe essere quella di pianificare sia i pasti che l'attività fisica insieme, cercando di bilanciare e coordinare l'assunzione di nutrienti con le esigenze energetiche dell'allenamento. Questo potrebbe implicare, per esempio, pianificare un pasto ricco di proteine e carboidrati complessi dopo un allenamento intenso, per sostenere la riparazione muscolare e rifornire le riserve di energia.

Ma l'integrazione di dieta antinfiammatoria e attività fisica va oltre la semplice pianificazione di pasti e allenamenti. È un cambiamento di mentalità che coinvolge il modo in cui percepiamo il cibo e l'esercizio. Invece di vedere la dieta come un mezzo per perdere peso e l'esercizio come un modo per bruciare calorie, questi diventano strumenti per nutrire il corpo, combattere l'infiammazione, e promuovere la salute e la longevità. Questo cambiamento di prospettiva può rendere molto più facile aderire a un piano di benessere a lungo termine, poiché gli obiettivi diventano la salute e il benessere, piuttosto che numeri sulla bilancia.

Il sostegno professionale può essere molto utile in questa fase. Un dietista registrato o un nutrizionista può fornire orientamenti specifici sulla dieta antinfiammatoria, mentre un personal trainer o un fisioterapista può aiutare a sviluppare un regime di allenamento personalizzato. Insieme, questi professionisti possono aiutarti a creare un piano integrato e personalizzato per il benessere a lungo termine.

Il punto chiave da ricordare è che ogni piccolo cambiamento conta. Anche se i cambiamenti drastici possono sembrare intimidatori, piccoli ma costanti aggiustamenti nel modo in cui mangi e ti muovi possono avere un impatto significativo sulla tua salute a lungo termine. Con il tempo, questi piccoli cambiamenti possono diventare abitudini salutari, portando a una riduzione dell'infiammazione e a un migliore stato di salute generale. Non esiste un percorso universale per la salute e il benessere; quello che funziona per uno potrebbe non funzionare per un altro. Quindi, la personalizzazione del piano dietetico e di allenamento è fondamentale. Il tuo piano dovrebbe adattarsi al tuo stile di vita, ai tuoi obiettivi e alle tue preferenze personali.

Incorporare la dieta antinfiammatoria e l'attività fisica nel tuo stile di vita può sembrare un compito arduo all'inizio. Tuttavia, con il tempo, questi cambiamenti possono diventare una seconda natura. Non si tratta di una dieta temporanea o di una fase di allenamento intensivo, ma di uno stile di vita sostenibile che può portare a una salute e a un benessere migliori.

Sappiamo che l'infiammazione cronica è alla base di molte malattie croniche. Ma sappiamo anche che abbiamo a nostra disposizione strumenti potenti per combatterla. Una dieta ricca di alimenti antinfiammatori e un regolare esercizio fisico sono due dei più efficaci.

Pertanto, quando inizi a pianificare il tuo piano olistico per il benessere a lungo termine, ricorda che l'alimentazione e l'attività fisica sono due lati della stessa medaglia. Entrambi svolgono un ruolo cruciale nel ridurre l'infiammazione, nel promuovere la salute e nel prevenire le malattie. L'incorporazione di entrambi in un approccio integrato alla salute è la chiave per massimizzare i benefici antinfiammatori e favorire un benessere a lungo termine.

Infine, ricorda che la tua salute e il tuo benessere valgono l'impegno. Prenditi cura di te, sii gentile con te stesso durante il processo e ricorda: ogni passo che fai verso una vita più sana è un passo nella giusta direzione.

Dai tempo al tuo corpo di adattarsi a questi nuovi cambiamenti e di riprendersi. Sii paziente, ma soprattutto, sii costante. Con il tempo, vedrai i risultati non solo nel tuo aspetto fisico, ma soprattutto, nel tuo benessere generale e nella tua qualità di vita. E tutto ciò, è un investimento che non ha prezzo.

Capitolo 9: Storie di Successo: Come la Dieta Antinfiammatoria Ha Cambiato la Vita di Persone Reali

Affrontare un cambiamento significativo nella propria vita, come l'adozione di uno stile di vita antinfiammatorio, può essere un'impresa impegnativa. Tuttavia, ascoltare e condividere storie di successo di persone che hanno percorso un cammino simile può fornire non solo ispirazione, ma anche un senso di appartenenza e sostegno. In questo capitolo, metteremo in evidenza l'importanza del supporto comunitario e delle storie di successo nel percorso di cambiamento.

Una storia di successo può essere molto più che un semplice racconto. Può essere un faro di speranza che ci illumina quando il cammino diventa oscuro. Può essere un'ancora di fiducia quando i dubbi e le incertezze ci assalgono. Può essere un promemoria vivente del fatto che, nonostante le sfide, gli ostacoli e i momenti difficili, il cambiamento è possibile e che i risultati possono superare le nostre più rosee aspettative.

Un viaggio verso un cambiamento duraturo non è mai un'impresa solitaria. Siamo esseri sociali per natura e abbiamo bisogno di interazioni e connessioni con gli altri per prosperare. Il supporto comunitario, quindi, gioca un ruolo cruciale in questo processo. Avere a disposizione una comunità di persone che condividono lo stesso obiettivo, che capiscono le sfide che stiamo affrontando e che sono pronte a offrire sostegno e incoraggiamento può fare una differenza significativa.

Il potere delle storie di successo risiede anche nel loro potenziale per educare e informare. Attraverso queste storie, possiamo apprendere strategie pratiche, trarre ispirazione da idee innovative e comprendere meglio come applicare i principi della dieta antinfiammatoria nella vita quotidiana. Queste storie ci mostrano come altre persone hanno incorporato questi principi nella loro vita e hanno beneficiato dei cambiamenti apportati.

Le storie di successo non solo ci forniscono una visione del possibile, ma ci aiutano anche a credere in noi stessi. Vedere altri raggiungere i loro obiettivi ci ricorda che anche noi possiamo farcela. Ci aiutano a mantenere una mentalità positiva e a rimanere motivati lungo il cammino. Ci mostrano che i cambiamenti positivi sono alla nostra portata e che ogni piccolo passo che facciamo ci avvicina a una vita più sana.

In questo capitolo, esploreremo una serie di storie di successo che mostrano l'impatto trasformativo che la dieta antinfiammatoria può avere sulla vita delle persone. Ma ricordiamo che queste storie non sono solo narrazioni; sono esempi di resistenza, determinazione e impegno. Sono testimonianze del potere del cambiamento e del coraggio di intraprendere un percorso verso la salute e il benessere. Sono storie che, speriamo, ispireranno e sosterranno anche te nel tuo viaggio.

L'impegno personale e l'autodeterminazione sono fondamentali per intraprendere qualsiasi cambiamento nella vita, compreso l'adozione di una dieta antinfiammatoria. Nonostante le sfide che possono sorgere, molti individui hanno avuto successo, realizzando trasformazioni che hanno cambiato in meglio la loro vita. Nei prossimi paragrafi, ci concentreremo su alcune di queste storie, portando alla luce l'esperienza di coloro che hanno adottato una dieta antinfiammatoria con risultati positivi.

Immaginiamo una persona come Maria, una donna di mezza età che soffriva di dolori cronici alle articolazioni e aveva già provato vari trattamenti tradizionali senza risultati duraturi. La storia di Maria rappresenta la determinazione e la resilienza di fronte alla difficoltà.

Dopo aver scoperto la dieta antinfiammatoria, ha deciso di provare questo approccio nutrizionale. È stata una decisione che ha cambiato la sua vita. Non solo ha riscontrato un notevole sollievo dai suoi sintomi, ma ha anche scoperto un senso di energia e vitalità che non aveva sperimentato da anni.

Consideriamo anche il caso di Antonio, un professionista impegnato che lottava con l'affaticamento costante e la mancanza di concentrazione. Anche per lui, la dieta antinfiammatoria ha rappresentato una svolta. Dopo aver incorporato alimenti antinfiammatori nella sua dieta e aver limitato quelli pro-infiammatori, ha notato un netto miglioramento nel suo livello di energia e nella sua capacità di concentrarsi durante la giornata lavorativa.

Questo cambiamento ha avuto un impatto positivo non solo sulla sua vita professionale, ma anche sulla sua vita personale, migliorando la sua interazione con famiglia e amici e aumentando il suo livello di benessere generale.

Ogni storia di trasformazione è unica, così come unica è ogni persona che intraprende il percorso verso un cambiamento. Tuttavia, un elemento comune a tutte queste storie è la testimonianza del potere della dieta antinfiammatoria. Questi individui, come molti altri, hanno sperimentato personalmente come una dieta attenta e mirata possa portare a un miglioramento significativo della salute e della qualità della vita.

In sintesi, le storie di trasformazione offrono un quadro tangibile dell'effetto potenzialmente rivoluzionario della dieta antinfiammatoria. Non solo mostrano come queste modifiche alimentari possano aiutare a gestire e a ridurre i sintomi di condizioni infiammatorie, ma evidenziano anche come possano portare a un miglioramento generale del benessere, della vitalità e della salute.

Attraverso le storie di Maria, Antonio vediamo l'impatto reale e tangibile di questo approccio alimentare. Speriamo che queste storie di successo possano servire da ispirazione per coloro che sono pronti a intraprendere il proprio viaggio verso il benessere e la salute, dimostrando che, con impegno e determinazione, il cambiamento è possibile.

Infatti ogni percorso è unico e ogni trasformazione è ricca di lezioni che possiamo apprendere. I protagonisti delle storie di successo, come Maria e Antonio, condividono non solo la loro vittoria, ma anche la saggezza acquisita lungo il cammino. Dalla loro esperienza, possiamo trarre preziosi consigli per aiutare coloro che desiderano adottare una dieta antinfiammatoria.

Maria, ad esempio, ha evidenziato l'importanza di non scoraggiarsi davanti alle prime difficoltà. Sostituire vecchi alimenti con nuove opzioni salutari può sembrare un compito arduo, ma con il tempo, può diventare un'abitudine naturale. Il segreto, come spesso Maria ha sottolineato, sta nella costanza e nella pazienza, nel dare al corpo il tempo di abituarsi a un nuovo regime alimentare e di rispondere positivamente ai cambiamenti.

Inoltre, Maria ha notato che l'ascolto del proprio corpo è fondamentale. Ognuno di noi è diverso e reagisce in modo diverso agli alimenti. Pertanto, la dieta antinfiammatoria dovrebbe essere personalizzata in base alle proprie esigenze e risposte individuali.

L'attenzione al corpo e alle sue reazioni aiuta a modulare la dieta per massimizzare i benefici e minimizzare eventuali effetti negativi.

Antonio, dall'altra parte, ha condiviso quanto sia stato importante per lui l'integrazione tra la dieta e un regime di attività fisica regolare. Come professionista impegnato, era facile per lui cadere nella trappola del sedentarismo. Tuttavia, ha scoperto che esercizio fisico e dieta antinfiammatoria si potenziano a vicenda, portando a un miglioramento generale della salute e del benessere.

Inoltre, Antonio ha sottolineato l'importanza del supporto sociale. Condividere il percorso con familiari e amici o fare parte di una comunità di persone con obiettivi simili può essere un potente motivatore. Il sostegno degli altri può infatti essere un elemento fondamentale per mantenere alta la motivazione e superare eventuali ostacoli.

Queste lezioni apprese dalle storie di Maria e Antonio ci mostrano che, oltre a un approccio nutrizionale mirato, ci sono molti altri aspetti che contribuiscono al successo di un percorso verso il benessere. La resilienza, la personalizzazione del percorso, l'integrazione di dieta e movimento, il supporto della comunità sono tutte componenti che, insieme a una dieta antinfiammatoria, possono fare la differenza.

Quindi, mentre esploriamo ulteriormente il potere di una dieta antinfiammatoria, ricordiamo che il viaggio verso il benessere non è solo un viaggio fisico, ma anche un viaggio emotivo e sociale. Sfruttiamo la saggezza di coloro che hanno percorso questo cammino prima di noi per trarre ispirazione e per capire come possiamo far funzionare al meglio la dieta antinfiammatoria per noi stessi.

In questo contesto, bisogna notare che, sebbene ci siano molti motivi per cui le persone possono scegliere di adottare una dieta antinfiammatoria, la perdita di peso è spesso quello che attira maggiormente l'attenzione. Tuttavia, le storie di successo che abbiamo condiviso dimostrano che i benefici di questo stile di vita possono estendersi ben oltre il semplice calo dei numeri sulla bilancia. Attraverso la loro esperienza, possiamo esplorare gli effetti positivi sulla salute generale, sull'energia e sul benessere emotivo che l'adozione di una dieta antinfiammatoria può portare.

In termini di salute generale, i protagonisti delle storie di successo hanno riportato miglioramenti in diversi ambiti. Oltre a una diminuzione dei livelli di infiammazione, hanno sperimentato una migliore digestione, un aumento del funzionamento del sistema immunitario e una riduzione di vari sintomi correlati a malattie croniche. Questi cambiamenti hanno avuto un impatto significativo sulla loro qualità di vita, consentendo loro di godersi le loro attività quotidiane con meno disagio e malattia.

Un altro effetto positivo di spicco che emerge dalle storie di successo è un netto incremento dei livelli di energia. Alimentare il corpo con cibi ricchi di nutrienti invece che con cibi ad alto contenuto di zuccheri e grassi saturi può fornire un'affidabile fonte di energia sostenuta. Senza gli alti e bassi causati dagli zuccheri raffinati, le persone che hanno adottato una dieta antinfiammatoria hanno riferito di sentirsi più energiche e attive durante la giornata.

Infine, ma non meno importante, il benessere emotivo è un aspetto che ha beneficiato notevolmente da questo cambio di stile di vita. La relazione tra dieta e umore è un campo di ricerca in crescita, e le storie di successo confermano l'idea che ciò che mangiamo può influire sul nostro stato emotivo.

Attraverso una dieta antinfiammatoria, molte persone hanno riscontrato miglioramenti dell'umore, una maggiore chiarezza mentale e un miglior controllo dello stress.

Alcuni protagonisti delle storie di successo hanno persino sottolineato come il solo fatto di prendersi cura di sé attraverso una scelta alimentare consapevole abbia avuto un effetto positivo sulla loro autostima e autopercezione. Questo senso di padronanza e controllo ha portato a un aumento della fiducia in sé stessi, migliorando la loro prospettiva di vita.

In sintesi, le storie di successo svelano che la dieta antinfiammatoria può avere un impatto molto più ampio di quanto inizialmente ci si potrebbe aspettare. I benefici vanno oltre la perdita di peso, coinvolgendo la salute generale, l'energia, il benessere emotivo e persino l'autostima.

Questo ci ricorda che la nostra dieta non è solo un mezzo per controllare il nostro peso, ma uno strumento potente per migliorare la nostra qualità di vita in generale. Se abbracciamo questa prospettiva più ampia, possiamo scoprire nuovi modi per far funzionare il cibo a nostro favore, nutrendo non solo il nostro corpo, ma anche la nostra mente e il nostro spirito.

Ogni persona che ha intrapreso questo viaggio di trasformazione ha avuto le proprie sfide e successi unici. Nonostante le difficoltà iniziali di rinunciare a vecchie abitudini alimentari, i vantaggi che hanno sperimentato hanno superato di gran lunga qualsiasi sforzo. Sia che si tratti di minori dolori articolari, di una pelle più luminosa o di un maggiore senso di equilibrio emotivo, le ricompense hanno portato a un significativo miglioramento della qualità della loro vita.

Tuttavia, è importante notare che non esiste un approccio universale per una dieta antinfiammatoria. Ognuno deve scoprire cosa funziona meglio per il proprio corpo e per la propria vita. Questo richiede tempo, sperimentazione e un impegno a lungo termine. Ma le storie di successo dimostrano che vale la pena intraprendere questo viaggio.

Le testimonianze che abbiamo condiviso in questo capitolo sottolineano l'importanza di guardare oltre la perdita di peso quando si considera una dieta antinfiammatoria. I benefici per la salute generale, l'energia e il benessere emotivo sono profondi e possono portare a una trasformazione duratura. Speriamo che queste storie vi ispirino e vi offrano una visione più ampia di ciò che è possibile quando si adotta uno stile di vita antinfiammatorio.

Certo, la strada verso un cambiamento sostanziale non è sempre facile, ma con la giusta determinazione e le risorse, come quelle fornite in questo libro, è sicuramente percorribile. E, come dimostrano le storie di successo, il viaggio vale decisamente la pena. Non solo si può raggiungere un peso salutare, ma si può anche guadagnare in vitalità, in salute e in un senso generale di benessere. Durante questo processo di trasformazione, è naturale cercare ispirazione.

Quando si tratta di trasformare il proprio stile di vita e adottare un approccio alimentare antinfiammatorio, le storie di successo degli altri possono servire da potente fonte di motivazione e di convinzione. Infatti, i protagonisti di queste storie non sono diversi dal lettore: sono individui ordinari che si sono trovati di fronte a sfide, hanno fatto scelte consapevoli e sono riusciti a cambiare la propria vita in meglio.

Ma cosa rende queste storie di successo così potenti? Innanzitutto, esse dimostrano che il cambiamento è possibile. In un mondo in cui le diete alla moda vanno e vengono, potrebbe essere facile perdere la speranza che ci sia una soluzione duratura per una vita più sana. Le storie di persone reali che hanno trionfato sulle sfide della salute forniscono una testimonianza convincente del fatto che la dieta antinfiammatoria può funzionare.

Le storie di successo servono anche da ricordo che il percorso verso una vita più sana non è un viaggio solitario. Spesso, i protagonisti di queste storie hanno avuto il sostegno di familiari, amici e professionisti della salute lungo il cammino. Questo incoraggia il lettore a cercare il proprio sistema di sostegno mentre intraprende il percorso verso una dieta antinfiammatoria.

Le storie di successo offrono anche una visione del possibile futuro. Per chi sta cercando di perdere peso o migliorare la salute, vedere gli effetti positivi di una dieta antinfiammatoria sulla vita di altre persone può essere estremamente motivante. Queste storie possono servire come un promemoria che, indipendentemente dalle sfide che si presentano, è possibile raggiungere i propri obiettivi di salute.

Soprattutto, queste storie sottolineano l'importanza dell'impegno e della perseveranza. Come ci hanno mostrato i protagonisti di queste storie, non sempre è facile attenersi a una dieta antinfiammatoria. Ci possono essere giorni di lotta e momenti in cui si potrebbe essere tentati di tornare alle vecchie abitudini. Tuttavia, con dedizione, determinazione e un senso di scopo, il cambiamento è alla portata di tutti.

Il lettore può trarre ispirazione da queste storie e utilizzarle come trampolino di lancio per il proprio viaggio antinfiammatorio. La chiave è iniziare con piccoli cambiamenti, celebrare ogni successo lungo il cammino e ricordare che ogni passo avanti, per quanto piccolo, è un passo nella direzione giusta.

La speranza è che, leggendo queste storie di successo, i lettori siano spinti a intraprendere il loro viaggio verso una vita più sana e a raccogliere i frutti di una dieta antinfiammatoria. Non solo si potrà migliorare la propria salute fisica, ma si potrà anche ottenere una maggiore energia, un senso di benessere e una migliore qualità di vita. Dopo tutto, la salute è un vi aggio, non una destinazione. Ogni passo avanti rappresenta un successo.

Ma cosa fare se il cambiamento sembra scoraggiante o l'obiettivo finale sembra lontano? Le storie di successo ci insegnano un'altra lezione preziosa: l'importanza della pazienza. Il cambiamento non avviene dall'oggi al domani. Come per qualsiasi viaggio, ci sono alti e bassi. Ma ogni piccola scelta sana che fai, ogni pasto antinfiammatorio che prepari, ogni passo che fai, ti avvicina al tuo obiettivo.

Quindi, come utilizzare queste storie per dare il via al tuo viaggio antinfiammatorio? Prima di tutto, è essenziale che ti impegni a prenderti cura di te stesso. Questo può significare riservare del tempo per preparare pasti nutrienti, fare esercizio fisico regolarmente, dedicare del tempo alla gestione dello stress o assicurarti di avere un adeguato riposo. Ricorda, il tuo benessere è una priorità.

Inoltre, è importante stabilire obiettivi realistici. Non si tratta di fare cambiamenti drastici o di sradicare completamente il tuo stile di vita attuale. Si tratta piuttosto di fare piccoli cambiamenti sostenibili che possono portare a grandi risultati nel tempo. Che si tratti di introdurre più verdure nei tuoi pasti, fare una passeggiata quotidiana o prendere un po' di tempo per rilassarti ogni giorno, ogni piccolo passo conta.

Infine, ricorda che non sei solo in questo viaggio. Le storie di successo sono la prova vivente che molte persone hanno percorso questo cammino prima di te e hanno ottenuto risultati notevoli. Puoi imparare da loro, trovare ispirazione nelle loro sfide e successi e utilizzare le loro esperienze come guida nel tuo percorso verso un futuro più sano.

Nel tuo viaggio verso la salute e il benessere, ricorda che sei più forte di quanto pensi e che sei in grado di realizzare grandi cose. Lascia che le storie di successo siano il tuo faro, illuminando la strada verso un futuro più sano.

Sei capace di cambiare, di crescere, e di vivere la vita che desideri. E, come le persone nelle storie di successo, sei in grado di trasformare la tua salute attraverso la potenza di una dieta antinfiammatoria. E ricorda, ogni viaggio inizia con un singolo passo. Non vediamo l'ora di vederti intraprendere il tuo.

Capitolo 10: Gestire le Difficoltà: Consigli e Strategie per Affrontare le Sfide del Cambiamento Alimentare

Cambiare le abitudini alimentari può sembrare un percorso in salita, soprattutto all'inizio. Questo capitolo è dedicato alla gestione delle difficoltà che possono emergere nel processo di transizione verso una dieta antinfiammatoria. Il primo passo per superare queste sfide è riconoscerle, in modo da poterle affrontare con strategie adeguate.

Il primo ostacolo che molte persone incontrano è la resistenza al cambiamento. Siamo creature di abitudine, e il cambiamento, anche quando è positivo, può sembrare scomodo o spaventoso. L'adozione di una dieta antinfiammatoria può significare modificare le abitudini alimentari di una vita, cosa che può essere complicata dal legame emotivo che abbiamo con il cibo.

La familiarità del cibo comfort, i ricordi associati a specifici piatti, la semplice soddisfazione di gustare i propri alimenti preferiti - queste sono tutte forze potenti che possono rendere difficile l'abbandono di vecchie abitudini.

In secondo luogo, è facile sentirsi sopraffatti dalla quantità di informazioni disponibili. Capire quali alimenti sono antinfiammatori, quali evitare, come preparare pasti sani e gustosi, e come adattare la dieta alle proprie esigenze individuali può sembrare un compito enorme. Questo può generare confusione e stress, ostacolando il progresso verso l'adozione di nuove abitudini alimentari.

Un terzo ostacolo comune è la mancanza di tempo. Viviamo in un mondo frenetico, e trovare il tempo per fare la spesa, preparare pasti fatti in casa, leggere etichette alimentari e informarsi sulla nutrizione può sembrare un lusso che molti di noi semplicemente non possono permettersi.

Un quarto ostacolo può essere la pressione sociale. Mangiare è un'attività sociale, e i cambiamenti nella dieta possono avere un impatto sulle interazioni sociali. Potrebbe essere difficile dire no a pranzi e cene con amici e familiari che non rispettano la dieta antinfiammatoria, o potrebbe essere difficile affrontare le domande e i commenti degli altri sul tuo nuovo stile alimentare.

Un ostacolo che spesso viene trascurato è il senso di privazione. Il pensiero di dover rinunciare a certi cibi può generare sentimenti di tristezza e frustrazione. Questi sentimenti possono essere particolarmente intensi se i cibi a cui devi rinunciare sono quelli che adori o che associ a ricordi felici.

Questi sono solo alcuni degli ostacoli più comuni che possono sorgere nel processo di cambiamento alimentare. Ognuno di noi avrà una propria serie di sfide da affrontare, e potrebbero esserci altri ostacoli che non abbiamo citato qui.

Ma riconoscere e accettare queste sfide è il primo passo per superarle. Non significa che il cambiamento sia facile, ma significa che è possibile. E con la giusta preparazione, determinazione e supporto, è possibile superare questi ostacoli e fare il salto verso una vita più sana e più felice.

Questo vale in particolare quando affrontiamo il cambiamento che può, in qualsiasi forma, essere fonte di stress e ansia. Adottare una nuova dieta, come la dieta antinfiammatoria, non è un'eccezione. Mentre ci impegniamo a fare scelte alimentari più salutari, potremmo ritrovarci ad affrontare stress e ansia legati alla transizione. Fortunatamente, esistono tecniche e strategie che possiamo adottare per gestire questi sentimenti e promuovere il nostro benessere mentale ed emotivo durante il processo.

Una delle strategie più efficaci per gestire lo stress è la pratica della mindfulness, o consapevolezza. Questa pratica implica concentrarsi sul presente, accettando i nostri pensieri e sentimenti senza giudizio.

Quando proviamo ansia riguardo al cambiamento della dieta, possiamo usare la mindfulness per riconoscere e accettare queste sensazioni, piuttosto che cercare di evitarle o reprimere. Con il tempo, la pratica della mindfulness può aiutare a ridurre l'intensità del nostro stress e della nostra ansia.

Un'altra strategia efficace è l'attività fisica. L'esercizio fisico non solo ha benefici fisici, ma può anche promuovere la salute mentale. Le endorfine rilasciate durante l'attività fisica possono migliorare l'umore e ridurre lo stress, rendendo l'esercizio un potente strumento per la gestione dello stress.

Inoltre, possiamo ricorrere alla rete di supporto sociale. Parla delle tue sfide con amici o familiari di fiducia, unisciti a gruppi di supporto online o trova un coach o un consulente in nutrizione. Condividere le tue esperienze e sentire quelle degli altri può darti una prospettiva diversa, fornirti consigli utili e farti sentire meno solo nel tuo viaggio.

Un'altra strategia importante è l'organizzazione e la pianificazione. Preparare i pasti in anticipo, creare un piano settimanale dei pasti o fare la spesa con una lista specifica può aiutarti a evitare decisioni stressanti sull'alimentazione e a rendere più gestibile il cambiamento della dieta.

Ricorda che il cambiamento è un processo, non un evento. Ci saranno giorni in cui ti sentirai inarrestabile e giorni in cui vorrai tornare alle vecchie abitudini. Invece di criticarti duramente per gli scivoloni o le difficoltà, riconosci l'effort che stai mettendo nel fare un cambiamento positivo. Celebrare i piccoli successi lungo il cammino può aumentare la tua motivazione e ridurre lo stress.

È importante ricordare che ogni individuo è unico, e ciò che funziona per uno può non essere altrettanto efficace per un altro. Il segreto è individuare le strategie che si adattano meglio a te e integrarle nella tua routine quotidiana. Nel corso del tempo, questi metodi per la gestione dello stress possono facilitare la transizione verso una dieta antinfiammatoria, rendendola meno stressante. Inoltre, quando si affrontano cambiamenti significativi come l'adozione di una dieta antinfiammatoria, è fondamentale trovare modi per mantenere alta la motivazione.

Infatti, nonostante le sfide che possono sorgere, esistono diverse tecniche che possono aiutarti a mantenere vivo l'impegno e la determinazione, aiutandoti a trasformare queste nuove abitudini alimentari in uno stile di vita sostenibile e duraturo.

Una strategia efficace consiste nell'impostare obiettivi chiari e realistici. Avere un fine da raggiungere aiuta a mantenere la motivazione alta. Puoi impostare obiettivi a breve, medio e lungo termine. Gli obiettivi a breve termine potrebbero riguardare semplici cambiamenti come l'inserimento di un nuovo alimento antinfiammatorio nella tua dieta ogni settimana, mentre un obiettivo a lungo termine potrebbe essere un miglioramento generale della salute, come una riduzione dei sintomi di infiammazione cronica.

Celebra ogni piccolo traguardo raggiunto, anche se sembra insignificante. Ogni passo avanti, anche il più piccolo, è un passo nella giusta direzione. Celebrare questi momenti può rinforzare il tuo impegno e dare un impulso alla tua autostima.

Altro punto cruciale è la capacità di adattarsi. Incontra la sfida con flessibilità, capendo che potrebbero esserci momenti di tentennamenti. Se incontri ostacoli, non vederli come fallimenti, ma come opportunità per imparare e crescere. Invece di abbandonare tutto, adatta i tuoi obiettivi e le tue strategie alle nuove circostanze.

La pratica della gratitudine può anche essere un potente strumento motivazionale. Prenditi un momento ogni giorno per riflettere su ciò per cui sei grato nel tuo viaggio di cambiamento alimentare. Puoi scrivere queste riflessioni in un diario per avere un promemoria tangibile del progresso che stai facendo.

Incorpora nella tua vita alimentare ciò che ti piace veramente. Non si tratta solo di eliminare cibi infiammatori, ma anche di scoprire nuovi alimenti che non solo sono buoni per la tua salute, ma che ti piacciono veramente. Sperimenta con ricette antinfiammatorie, cerca nuovi sapori, o impara nuove tecniche di cucina. Goditi il processo di scoperta e apprendimento.

Infine, circondati di supporto. Trova una comunità, che sia online o nel mondo reale, di persone che condividono il tuo impegno verso una dieta più salutare. Questa comunità può essere una fonte inestimabile di incoraggiamento, idee, e comprensione.

Con perseveranza e le giuste strategie, mantenere viva la motivazione nel tuo percorso di cambiamento alimentare è una sfida che puoi superare. È fondamentale concentrarsi sul perché si è iniziato questo viaggio, sui progressi che si sono già fatti, e sugli obiettivi che si desidera raggiungere. Ricorda, ogni cambiamento richiede tempo e pazienza, ma con impegno, questa transizione può diventare una parte duratura del tuo stile di vita.

Naturalmente, ogni percorso di cambiamento è costellato di alti e bassi, e l'adozione di una dieta antinfiammatoria non è un'eccezione. Ci saranno momenti in cui le tentazioni sembreranno insormontabili e le vecchie abitudini sembreranno indistruttibili.

Potresti anche incappare in momenti di ricaduta. In questi momenti, è fondamentale ricordare che una ricaduta non è un fallimento, ma piuttosto un'opportunità per apprendere, riadattarsi e rafforzare la tua determinazione nel perseguire un stile di vita più sano.

Quando affrontiamo una ricaduta, il primo passo è riconoscere che è avvenuta. Ignorare o negare la situazione non fa altro che alimentare un ciclo di colpevolizzazione e negatività. Accetta la ricaduta come parte del percorso, senza giudizio. Non si tratta di un segno di debolezza o di incapacità, ma di un ostacolo naturale nel percorso di cambiamento.

Una volta riconosciuta la ricaduta, è fondamentale comprendere che cosa l'ha causata. Può essere utile riflettere su eventuali trigger emotivi, stress, situazioni sociali o altri fattori che possono aver innescato la ricaduta. Questa comprensione può fornire intuizioni preziose su come prevenire o gestire situazioni simili in futuro.

Dopo aver capito le cause, è il momento di pianificare la ripresa. Rivedi i tuoi obiettivi e le tue strategie e modifica dove necessario. Potrebbe essere utile definire piani d'azione specifici per affrontare i trigger noti in futuro. Ad esempio, se noti che tendi a ricadere quando sei stressato, potrebbe essere utile sviluppare tecniche di gestione dello stress come la meditazione o l'esercizio fisico.

Nella fase di ripresa, cerca di concentrarti sulle piccole vittorie. Invece di cercare di compensare tutte le ricadute in una volta, inizia con piccoli passi che ti aiutino a riacquistare la fiducia in te stesso e la motivazione. Celebrare queste piccole vittorie può avere un impatto significativo sulla tua autostima e sulla tua determinazione.

Ricorda che tutti commettono errori e che cambiare le abitudini alimentari è un compito difficile. Tratta te stesso con gentilezza e pazienza, proprio come faresti con un caro amico che sta attraversando una sfida simile.

Inoltre, è importante vedere le ricadute come un processo di apprendimento. Quando ci si imbatte in una ricaduta, si sta effettivamente apprendendo qualcosa di prezioso sul proprio percorso verso un cambiamento alimentare. Si può imparare cosa funziona e cosa non funziona, quali strategie sono efficaci e quali no, e come migliorare in futuro.

Durante il processo di recupero da una ricaduta, è importante mantenere uno spirito positivo. Questo non significa ignorare le difficoltà o minimizzare le sfide, ma piuttosto trovare modi per rimanere ottimisti e concentrati sulle proprie aspirazioni. Si tratta di ricordare perché hai intrapreso questo viaggio verso una dieta antinfiammatoria in primo luogo, e di ricordare tutti i progressi che hai già fatto.

Anche la resilienza gioca un ruolo fondamentale nel gestire le ricadute. La resilienza è la capacità di rimbalzare dalle difficoltà e di adattarsi alle sfide. È la determinazione a non lasciarsi abbattere da ostacoli temporanei. Potenziare la tua resilienza può aiutarti non solo a gestire le ricadute, ma anche a progredire verso i tuoi obiettivi a lungo termine.

Gestire le ricadute è una parte essenziale del processo di cambiamento. L'obiettivo non è evitare completamente le ricadute, il che potrebbe non essere sempre possibile, ma piuttosto imparare a gestirle con grazia, resilienza e determinazione. Le sfide delle ricadute, con le giuste strategie e un atteggiamento positivo, possono essere trasformate in opportunità di crescita e miglioramento. Non dimenticare che il cammino verso una dieta antinfiammatoria è proprio questo: un viaggio. E come ogni viaggio, ci saranno inevitabilmente ostacoli lungo la strada. Ma con una preparazione adeguata e il giusto sostegno, si può superare ogni sfida e continuare ad avanzare verso un'esistenza più salutare e felice.

Una parte integrante di questo supporto viene dal tuo entourage sociale. Il sostegno sociale è cruciale per mantenere qualsiasi cambiamento significativo nello stile di vita, compreso l'adozione di un nuovo regime alimentare. Il percorso verso un'alimentazione più sana, in particolare un approccio alimentare antinfiammatorio, può comportare sfide e cambiamenti significativi nelle abitudini quotidiane. In questo senso, l'incoraggiamento e il sostegno di amici e familiari possono fare una grande differenza.

Immagina, per esempio, una cena in famiglia o un incontro con gli amici. Se le persone che ti circondano comprendono e rispettano le tue scelte alimentari, sarà più facile per te rispettare la tua dieta. Potranno offrirti alternative alimentari adeguate, evitare di pressarti con cibi che non rientrano nel tuo regime e darti l'incoraggiamento di cui hai bisogno per rimanere fedele ai tuoi obiettivi.

Inoltre, il sostegno sociale può assumere molte forme. Può essere un amico che condivide il tuo interesse per una cucina più sana e che si unisce a te nel sperimentare nuove ricette. Potrebbe essere un familiare che ti sostiene moralmente nei momenti di dubbio o di difficoltà. O potrebbe essere un gruppo di supporto online, dove puoi condividere esperienze, ottenere consigli e ricevere incoraggiamenti da persone che stanno attraversando un percorso simile al tuo.

Oltre al supporto emotivo, avere una rete di supporto può anche offrire vantaggi pratici. Ad esempio, potresti condividere i pasti con altre persone, riducendo così il tempo e lo sforzo necessari per preparare i cibi adatti alla tua dieta. Oppure potresti imparare nuove ricette e strategie per gestire le sfide di una dieta antinfiammatoria da coloro che hanno esperienze simili.

Certo, costruire un supporto sociale non è sempre facile. Potrebbero esserci persone nella tua vita che non comprendono o non appoggiano le tue scelte alimentari. In questi casi, può essere utile avere delle discussioni aperte e oneste con loro, spiegando perché hai deciso di seguire una dieta antinfiammatoria e come può aiutarti a migliorare la tua salute e il tuo benessere. Se nonostante ciò, trovi resistenza, cerca di ricordare che stai facendo questa scelta per te stesso e per la tua salute, e che hai il diritto di farlo.

Sebbene il sostegno sociale sia un componente prezioso nel mantenere un cambiamento alimentare, è importante notare che la determinazione finale viene da te. Sei tu a fare le scelte quotidiane che porteranno a un cambiamento duraturo. Il sostegno di amici e familiari può rafforzare questa determinazione, ma in ultima analisi, la forza motrice per il cambiamento viene da dentro di te.

In definitiva, il sostegno sociale è un prezioso alleato nel tuo percorso verso un'alimentazione più sana. Può fornirti l'incoraggiamento, la comprensione e la forza necessari per affrontare le sfide e perseverare. Non sottovalutare l'importanza di questa rete di sostegno; essa può trasformarsi in un pilastro chiave del tuo successo a lungo termine.

Prendi ad esempio l'educazione alimentare. Le abitudini alimentari vengono apprese sin dalla più tenera età, spesso modellate da quelle dei genitori o dei caregiver. Il sostegno di questi ultimi può dunque essere fondamentale nel favorire un approccio alimentare sano e consapevole. Se sei un genitore o hai un ruolo educativo, potresti trovare un valore immenso nel condividere le tue scelte alimentari con i tuoi figli o con le persone di cui ti prendi cura, creando un ambiente che promuova la salute per tutti.

È inoltre fondamentale creare una rete di sostegno composta da individui che condividano o rispettino le tue scelte alimentari. Questo potrebbe includere la ricerca di gruppi di supporto locali, di gruppi online, di dietologi o nutrizionisti esperti in alimentazione antinfiammatoria. Avere un luogo dove poter condividere i successi, discutere le sfide e scambiarsi consigli può essere enormemente utile.

Non dimenticare, inoltre, che il supporto può provenire anche da fonti professionali. Medici, dietisti, nutrizionisti e altri professionisti sanitari possono offrire non solo una guida esperta, ma anche un supporto emotivo e motivazionale. Loro comprendono le sfide che comporta un cambiamento così radicale e possono aiutarti a navigare le acque talvolta turbolente del cambiamento del tuo stile di vita.

Ricorda che la strada per un'alimentazione sana non è un percorso che devi fare da solo. C'è una comunità di persone là fuori che possono aiutarti, sostenerti e incoraggiarti. Puoi appoggiarti a loro nei momenti difficili e celebrare con loro i tuoi successi. Sei una parte importante di questa comunità e, a tua volta, puoi offrire supporto e incoraggiamento agli altri.

Con il tempo, l'incorporazione di una dieta antinfiammatoria può diventare più di un semplice cambiamento alimentare; può diventare un'opportunità per costruire relazioni più profonde e significative, per imparare dagli altri e per contribuire a una comunità più ampia di persone che si impegnano per un benessere migliore. La tua storia, le tue sfide e i tuoi successi possono ispirare e sostenere gli altri nel loro percorso, proprio come le storie degli altri possono ispirare e sostenere te. E in questo modo, il cambiamento non è solo un'azione individuale, ma diventa un atto collettivo di trasformazione verso una vita più sana.

Capitolo 11: Prevenire e Gestire le Infiammazioni Croniche: Un Approccio Dietetico

Navigando nel labirinto del benessere e della salute, ci imbattiamo inevitabilmente nel problema dell'infiammazione cronica. Un nemico subdolo, si nasconde dietro a numerosi problemi di salute, da patologie cardiache al diabete, da malattie autoimmuni a disturbi neurologici. Identificare e comprendere i fattori di rischio che contribuiscono a questa condizione è il primo passo per tracciare un percorso proattivo di prevenzione e gestione.

Uno dei principali colpevoli dell'infiammazione cronica è lo stile di vita sedentario, ormai così comune nella nostra società moderna. L'assenza di movimento e attività fisica regolare ha un impatto profondo sul nostro corpo, compromettendo il corretto funzionamento del sistema immunitario, riducendo la capacità del corpo di combattere le infiammazioni e aumentando la probabilità di accumulare peso in eccesso.

L'obesità è strettamente correlata all'infiammazione cronica. Il tessuto adiposo non è solo un deposito di grasso, ma è un organo endocrino attivo che rilascia una varietà di sostanze, tra cui le citochine pro-infiammatorie. Queste sostanze possono innescare un'infiammazione sistemica, preparando il terreno per una serie di problemi di salute, tra cui malattie cardiovascolari, diabete e alcuni tipi di cancro.

Un'altra condizione strettamente legata all'infiammazione cronica è la resistenza all'insulina. In condizioni di resistenza all'insulina, le cellule del corpo non rispondono efficacemente all'insulina, un ormone che regola il metabolismo del glucosio. Questo può portare a livelli elevati di zucchero nel sangue e, a sua volta, innescare un'infiammazione sistemica. Gli stili di vita sedentari e una dieta ricca di zuccheri raffinati e carboidrati semplici possono contribuire alla resistenza all'insulina, creando un circolo vizioso di infiammazione.

Il fumo di sigaretta è un altro fattore di rischio significativo per l'infiammazione cronica. Le sostanze chimiche presenti nel fumo di sigaretta possono danneggiare i tessuti e le cellule del corpo, portando a un'infiammazione sistemica. Questa infiammazione può a sua volta contribuire allo sviluppo di una serie di malattie, tra cui malattie cardiache, ictus, cancro e malattie polmonari.

L'inquinamento ambientale, compreso l'esposizione a sostanze chimiche tossiche e l'inquinamento dell'aria, può anche contribuire all'infiammazione cronica. Questi fattori di rischio ambientali possono aumentare lo stress ossidativo nel corpo, innescando l'infiammazione e contribuendo al rischio di malattie croniche.

Ogni giorno, le nostre scelte di vita e le circostanze ambientali a cui siamo esposti possono avvicinarci o allontanarci dall'infiammazione cronica e dalle malattie ad essa correlate. Ecco perché è fondamentale riconoscere questi fattori di rischio e attuare strategie mirate a mitigarne l'impatto.

Per esempio, un modo per contrastare l'effetto dello stile di vita sedentario è integrare l'attività fisica regolare nella nostra routine quotidiana. Questo non significa necessariamente iscriversi in palestra o correre una maratona. Anche piccoli cambiamenti, come fare una passeggiata durante la pausa pranzo, scegliere le scale invece dell'ascensore, o dedicare del tempo a un hobby attivo come il giardinaggio o il ballo, possono fare una grande differenza.

Quando si tratta di gestire il peso e prevenire l'obesità, una dieta equilibrata e nutriente è fondamentale. È importante scegliere alimenti integrali, ricchi di fibre, proteine e grassi sani, e limitare l'assunzione di cibi trasformati, zuccheri aggiunti e grassi saturi. Anche mantenere un ritmo regolare di pasti può aiutare a prevenire gli sbalzi di zucchero nel sangue e promuovere la sazietà.

Per coloro che fumano, smettere è una delle decisioni più importanti che si possono prendere per la propria salute. Non solo riduce il rischio di infiammazione cronica, ma migliora anche la salute cardiovascolare e polmonare e riduce il rischio di una serie di tipi di cancro.

Anche se non possiamo controllare completamente la nostra esposizione all'inquinamento ambientale, ci sono passi che possiamo fare per mitigarne l'effetto. Ad esempio, possiamo cercare di trascorrere più tempo in aree con aria pulita, usare purificatori d'aria in casa, e scegliere prodotti per la casa e per la cura personale privi di sostanze chimiche nocive.

Prevenire e gestire l'infiammazione cronica non è un compito da prendere alla leggera. Richiede un cambiamento di stile di vita che coinvolge numerosi aspetti, dalla dieta all'attività fisica, dal controllo del peso alla gestione dello stress. Il punto di partenza fondamentale è la consapevolezza: riconoscere i fattori di rischio e comprendere come influenzano la nostra salute ci dà il potere di fare scelte informate e proattive per il nostro benessere a lungo termine.

Questa consapevolezza ci conduce all'importanza di esaminare come la nostra dieta influenzi profondamente la nostra salute intestinale e, in ultima analisi, la nostra salute generale. In questo contesto, la dieta antinfiammatoria emerge come un potente strumento per sostenere un microbiota intestinale sano e prevenire o gestire le infiammazioni croniche.

Il microbiota intestinale, la comunità di miliardi di microrganismi che risiedono nel nostro intestino, ha un ruolo cruciale nella nostra salute. Questi microrganismi non solo aiutano a digerire il cibo, ma contribuiscono anche alla funzione immunitaria, alla produzione di vitamine e alla protezione contro i patogeni. Inoltre, la ricerca ha dimostrato che un microbiota intestinale disbiotico, o squilibrato, può contribuire a una serie di condizioni di salute, comprese le malattie infiammatorie intestinali, l'obesità e le malattie cardiovascolari.

Una dieta antinfiammatoria, ricca di alimenti integrali, fibre, frutta e verdura, proteine magre e grassi sani, può supportare la diversità e l'equilibrio del microbiota intestinale. Le fibre alimentari, in particolare, sono essenziali per la salute intestinale, poiché fungono da prebiotici, o cibo, per i batteri benefici nel nostro intestino. Questo, a sua volta, promuove la crescita di tali batteri benefici e la produzione di acidi grassi a catena corta, che hanno proprietà antinfiammatorie.

Gli alimenti antinfiammatori possono anche contribuire a ridurre l'infiammazione intestinale. Ad esempio, gli acidi grassi omega-3, che si trovano in alimenti come il pesce grasso, le noci e i semi di lino, hanno dimostrato di ridurre l'infiammazione e potrebbero avere un effetto protettivo contro le malattie infiammatorie intestinali. Allo stesso modo, gli alimenti ricchi di polifenoli, come frutta e verdura, tè verde e cioccolato fondente, possono modulare il microbiota intestinale e ridurre l'infiammazione.

Al contrario, una dieta ricca di alimenti infiammatori, come cibi trasformati, zuccheri aggiunti e grassi saturi, può danneggiare il microbiota intestinale e promuovere l'infiammazione. Questo può contribuire alla permeabilità intestinale o alla "sindrome dell'intestino permeabile", una condizione in cui le pareti dell'intestino diventano porose, consentendo alle sostanze di passare nell'organismo e di innescare una risposta infiammatoria.

Per supportare una salute intestinale ottimale e prevenire l'infiammazione cronica, diventa cruciale adottare un approccio alimentare consapevole. Questo implica scegliere una dieta antinfiammatoria, ricca di alimenti nutrienti e limitare l'assunzione di cibi che favoriscono l'infiammazione.

Ma il potere della dieta antinfiammatoria non si esaurisce nella sola riduzione dei livelli di infiammazione nel corpo. L'efficacia di questo regime alimentare si estende a sfera ben più ampia, che coinvolge aspetti fondamentali del nostro benessere, come il sistema immunitario. Quest'ultimo, infatti, può essere sensibilmente influenzato dalle nostre scelte alimentari e di stile di vita, potenziando così la sua capacità di difenderci da minacce esterne.

Le interconnessioni tra alimentazione, infiammazione e sistema immunitario sono complesse e intricate, con ruoli chiave giocati dai nutrienti, dai batteri intestinali e dai messaggi biochimici che regolano l'attività immunitaria.

Un primo aspetto da considerare riguarda la nutrizione diretta delle cellule immunitarie. Queste ultime, per funzionare al meglio, necessitano di un adeguato apporto di determinati nutrienti, come vitamine, minerali e acidi grassi essenziali. Attraverso una dieta antinfiammatoria, ricca di frutta e verdura, cereali integrali, proteine magre e grassi sani, possiamo garantire a queste cellule tutto ciò di cui necessitano per svolgere al meglio il loro lavoro.

Ma il legame tra dieta e sistema immunitario va oltre. Infatti, ciò che mangiamo influenza anche il nostro microbiota intestinale, quell'insieme di miliardi di batteri che abitano il nostro intestino e che svolgono un ruolo cruciale nel modulare la risposta immunitaria. Una dieta ricca di fibre, ad esempio, favorisce la crescita di specie batteriche benefiche, che a loro volta producono molecole in grado di interagire con le cellule immunitarie, guidandone l'attività.

Infine, è importante considerare come la dieta antinfiammatoria possa influire sui messaggi biochimici inviati nel corpo. Alcuni alimenti, come quelli ricchi di antiossidanti e di acidi grassi omega-3, sono in grado di produrre segnali che attenuano l'infiammazione e favoriscono un'efficace risposta immunitaria.

Risulta, quindi, evidente l'interconnessione profonda e multidimensionale tra dieta, infiammazione e sistema immunitario. Un approccio alimentare equilibrato e considerato, integrato in uno stile di vita sano, può costituire una strategia primaria per sostenere il nostro sistema immunitario, favorire il controllo dell'infiammazione e promuovere la salute a lungo termine.

Tuttavia, la strada verso il benessere non si ferma solo all'approccio alimentare e al lifestyle; entra in gioco anche l'uso degli integratori alimentari. Questi sono spesso considerati come una soluzione veloce per compensare le carenze nutrizionali nel nostro regime alimentare. Tuttavia, la loro utilità e il loro ruolo nel sostenere una dieta antinfiammatoria sono tematiche che necessitano di una discussione più dettagliata.

È importante innanzitutto sottolineare che gli integratori non dovrebbero mai sostituire una dieta equilibrata e variata. Sono definiti 'integratori' proprio perché sono pensati per completare una dieta sana, non per rimpiazzarla. La vera chiave per una dieta antinfiammatoria di successo risiede nel consumo regolare di alimenti ricchi di nutrienti, fibre e antiossidanti, come frutta, verdura, cereali integrali e fonti di proteine magre.

Ciò non toglie, però, che gli integratori possano svolgere un ruolo di supporto in determinate circostanze. Per esempio, in caso di carenze nutrizionali documentate, come può accadere con la vitamina D nei mesi invernali, l'utilizzo di integratori può essere un utile strumento per garantire un adeguato apporto di questo nutriente fondamentale.

Gli integratori possono essere utili anche per aumentare l'assunzione di alcuni composti bioattivi con proprietà antinfiammatorie. Un esempio in questo senso sono gli acidi grassi omega-3, che svolgono un ruolo chiave nella modulazione dell'infiammazione e possono essere assunti attraverso integratori di olio di pesce o di alghe.

Un altro contesto in cui gli integratori possono trovare applicazione è in presenza di specifiche condizioni di salute che possono beneficiare di un supporto nutrizionale mirato. In questi casi, tuttavia, è fondamentale che l'utilizzo di integratori sia sempre guidato da un professionista della salute, in grado di valutare la situazione specifica e di consigliare il prodotto più appropriato e sicuro.

Va ricordato che non tutti gli integratori sono uguali. Il mercato è pieno di prodotti di qualità variabile e, in alcuni casi, con affermazioni di salute non supportate da prove scientifiche solide. È quindi essenziale fare una scelta informata, preferibilmente con il consiglio di un professionista della salute o di un dietista.

Pur svolgendo un ruolo di supporto nel contesto di una dieta antinfiammatoria, gli integratori alimentari non dovrebbero mai essere considerati come un sostituto di un'alimentazione sana ed equilibrata. La loro utilità è strettamente contestuale, dipendendo da variabili come le esigenze nutrizionali specifiche di un individuo, eventuali carenze o condizioni di salute, e la qualità del prodotto scelto. Successo e benessere risiedono quindi in un approccio equilibrato e personalizzato, che prende in considerazione tutti questi aspetti e che favorisce una dieta ricca di alimenti nutrienti e benefici.

E mentre si riflette su questi elementi, un altro aspetto emergente della salute dovrebbe essere tenuto in considerazione: il ritmo circadiano, ossia il nostro orologio biologico interno. Questo ritmo, che regola i cicli di sonno-veglia e molti altri processi fisiologici in risposta alla luce del giorno, ha infatti un'influenza significativa anche sul nostro metabolismo e sulla risposta infiammatoria del corpo.

Per capire meglio questo concetto, possiamo iniziare col considerare come funziona il nostro metabolismo. Dopo un pasto, il nostro corpo lavora intensamente per digerire, assorbire e immagazzinare i nutrienti.

Questo processo induce un aumento naturale dell'infiammazione, necessaria per gestire l'assimilazione dei nutrienti. In condizioni normali, questa infiammazione post-prandiale è transitoria e ben regolata.

Tuttavia, se i pasti vengono consumati in momenti non allineati con il nostro ritmo circadiano, per esempio mangiare di notte quando il corpo è predisposto per il riposo, questa infiammazione può diventare cronica e contribuire a patologie come l'obesità, il diabete e le malattie cardiovascolari.

Inoltre, i ritmi circadiani possono influenzare direttamente l'attività delle cellule immunitarie. Molti dei geni che controllano la risposta immunitaria infiammatoria sono infatti espressi in maniera circadiana, il che significa che la loro attività varia in funzione del momento della giornata. Mangiare secondo il nostro ritmo circadiano può aiutare a sincronizzare l'attività di queste cellule, riducendo così l'infiammazione cronica.

E allora come possiamo applicare queste conoscenze alla pratica? Un approccio potrebbe essere quello di rispettare il ritmo circadiano naturale del corpo, cercando di consumare i pasti principali durante le ore di luce del giorno e di limitare l'assunzione di cibo nelle ore serali e notturne.

Questa strategia, spesso chiamata alimentazione in restrizione temporale, si è dimostrata promettente in diversi studi per la riduzione dell'infiammazione cronica e il miglioramento della salute metabolica.

Un altro aspetto da considerare è la regolarità dei pasti. Mantenere orari di pasto regolari può aiutare a sincronizzare l'orologio interno del corpo e a ridurre le oscillazioni del ritmo circadiano, con potenziali benefici sull'infiammazione e la salute generale.

Rispettare il ritmo circadiano può essere un elemento fondamentale nella gestione dell'infiammazione cronica e nella promozione della salute in generale. Tuttavia, come in ogni strategia di benessere, è essenziale ricordare che non esiste una soluzione unica per tutti. Ognuno di noi ha un ritmo circadiano leggermente diverso, e ciò che funziona per una persona potrebbe non funzionare per un'altra. Il ritmo circadiano è un aspetto importante, ma è solo uno dei tanti fattori che contribuiscono all'infiammazione cronica.

Per capire come ottimizzare il ritmo circadiano per la salute, potrebbe essere utile consultare un professionista della salute esperto in cronobiologia, la scienza che studia i ritmi biologici.

Questo specialista può aiutare a identificare le migliori strategie per allineare l'alimentazione e altri comportamenti salutari con il ritmo circadiano individuale.

È importante anche notare che mentre le modifiche al ritmo circadiano possono avere un impatto significativo sull'infiammazione, non sostituiscono la necessità di una dieta equilibrata, ricca di cibi antinfiammatori.

Inoltre, è fondamentale considerare come le nostre scelte alimentari e di stile di vita non avvengano in un vuoto, ma siano profondamente interconnesse con il contesto sociale e culturale in cui viviamo. Ad esempio, il nostro ambiente di lavoro o le nostre abitudini sociali possono rendere difficile mantenere orari di pasto regolari o limitare l'assunzione di cibo durante la notte. È quindi cruciale non solo concentrarsi sugli aspetti individuali, ma anche cercare di creare ambienti che sostengano comportamenti salutari.

Considerando tutto ciò, possiamo vedere come il ritmo circadiano rappresenti un altro tassello nel complesso puzzle dell'infiammazione cronica. Mentre continuano le ricerche su come sfruttare al meglio questo ritmo per la salute, è sempre più chiaro che un approccio olistico, che considera l'individuo nella sua interezza, sarà la chiave per prevenire e gestire l'infiammazione cronica.

Capitolo 12: La Dieta Antinfiammatoria come Stile di Vita: Consigli per Mantenere i Benefici a Lungo Termine

Comprendere la dieta antinfiammatoria come un cambiamento a lungo termine piuttosto che una soluzione temporanea è fondamentale per cogliere appieno i suoi benefici. Spesso le diete sono viste come soluzioni temporanee, qualcosa da seguire per un certo periodo fino a raggiungere un obiettivo specifico. Ma se guardiamo alla dieta antinfiammatoria, vediamo che è molto più di una dieta nel senso tradizionale. Piuttosto, rappresenta un cambio fondamentale nel modo in cui ci avviciniamo all'alimentazione, alla salute e al benessere.

Questo cambiamento può essere confrontato con il passaggio da un pensiero a breve termine a uno a lungo termine. Nella prospettiva a breve termine, l'obiettivo potrebbe essere perdere peso o gestire un problema di salute specifico. Una volta raggiunto l'obiettivo, è facile tornare alle vecchie abitudini. Ma quando si adotta una prospettiva a lungo termine, l'obiettivo diventa mantenere e migliorare la salute generale e il benessere nel corso della vita. In questa prospettiva, la dieta antinfiammatoria non è una soluzione temporanea, ma un elemento fondamentale di uno stile di vita salutare.

Il motivo per cui la dieta antinfiammatoria dovrebbe essere vista come un cambiamento a lungo termine risiede nei benefici prolungati che offre. Questa dieta non solo aiuta a combattere l'infiammazione, ma promuove anche una migliore salute del cuore, regola il peso corporeo e rafforza il sistema immunitario. Questi benefici possono avere un impatto significativo sulla qualità della vita, non solo in termini di longevità ma anche di vitalità.

Per realizzare appieno i benefici a lungo termine della dieta antinfiammatoria, è importante integrare questo approccio alimentare con altri cambiamenti positivi dello stile di vita. L'attività fisica regolare, un sonno adeguato, la gestione dello stress e il mantenimento di relazioni sociali positive sono tutti elementi che possono sostenere e amplificare i benefici della dieta antinfiammatoria.

E' importante notare che mentre l'adozione di un approccio a lungo termine può sembrare scoraggiante, non è necessario fare tutti i cambiamenti contemporaneamente. Anzi, è più efficace e sostenibile apportare piccoli cambiamenti nel tempo. Ogni piccolo passo verso una dieta e uno stile di vita antinfiammatori conta, e ogni cambiamento positivo può costruire un impulso verso un maggiore benessere.

Adottare la dieta antinfiammatoria significa abbracciare non solo un regime alimentare, ma un intero stile di vita che aspira a una vita più lunga, sana e felice.

Questo cambiamento non si limita alla scelta di determinati alimenti; si estende alle abitudini quotidiane che definiscono il nostro stile di vita. Alcune di queste abitudini possono essere state consapevolmente adottate, altre possono essersi sviluppate inconsciamente nel corso del tempo. Ciò che importa è che, alla fine, si tratta di creare e nutrire un insieme di abitudini salutari che sostengono un corpo in cui l'infiammazione è ben gestita. Ed è in questo contesto che il ruolo delle abitudini emerge come centrale nel discorso sulla vita antinfiammatoria.

Le abitudini possono essere viste come il pilastro di sostegno di uno stile di vita antinfiammatorio. Hanno il potere di automatizzare comportamenti salutari, riducendo la quantità di sforzo e decisioni richiesti per mantenere un regime di vita salutare. Quando un comportamento diventa un'abitudine, diventa una parte integrante del nostro stile di vita, rendendo più facile mantenere nel tempo.

Ma come possiamo creare e mantenere abitudini salutari che supportano una vita antinfiammatoria? Un metodo efficace è quello di iniziare con piccoli cambiamenti. Se proviamo a stravolgere completamente il nostro stile di vita in una volta, possiamo incontrare resistenze interne e esterne che possono rendere il cambiamento insostenibile. Invece, piccoli cambiamenti incrementali possono essere più gestibili e portare a un cambiamento significativo nel tempo.

Un approccio efficace per creare nuove abitudini è quello di collegarle a abitudini esistenti. Ad esempio, se hai l'abitudine di fare una passeggiata dopo cena, potresti provare a integrare un breve esercizio di mindfulness durante questa passeggiata. Col tempo, la mindfulness diventerà parte integrante della tua routine serale, aiutandoti a ridurre lo stress e combattere l'infiammazione.

Una volta che un'abitudine è ben radicata, il trucco per mantenerla è di continuare a rafforzare la connessione tra l'abitudine e il suo beneficio. Ogni volta che mettiamo in atto un'abitudine, dobbiamo ricordarci perché lo stiamo facendo e come ci sta aiutando. Ad esempio, ogni volta che scegliamo un pasto ricco di alimenti antinfiammatori, possiamo ricordarci che stiamo nutrendo il nostro corpo con cibi che combattono l'infiammazione e promuovono la nostra salute generale.

Le abitudini salutari sono uno strumento potente nel nostro arsenale per combattere l'infiammazione cronica e promuovere il benessere. Nonostante ciò, è importante ricordare che non dobbiamo essere perfetti. Avremo giorni in cui cederemo alle vecchie abitudini o faremo scelte che non sono in linea con il nostro obiettivo di vita antinfiammatoria. In questi momenti, è essenziale essere gentili con noi stessi, ricordare i nostri progressi e utilizzare queste esperienze come opportunità di apprendimento. Con il tempo e la pratica, creeremo una rete di abitudini che supportano la nostra salute e benessere a lungo termine.

Il mantenimento delle abitudini salutari non si limita a una mera ripetizione di comportamenti. Richiede uno sforzo cosciente per rimanere motivati e impegnati, affrontando ostacoli che possono emergere lungo il cammino.

Un modo per sostenere la motivazione potrebbe essere di condividere il nostro impegno con altri - familiari, amici o persino gruppi di supporto online. Avere una comunità di persone che condividono simili obiettivi può fornire un importante rinforzo emotivo e motivazionale.

Un'altra strategia per mantenere l'adesione a lungo termine alle abitudini antinfiammatorie è personalizzare l'approccio. Non esiste un'unica dieta o stile di vita antinfiammatorio che funzioni per tutti. Ognuno di noi è unico, con esigenze, preferenze e stili di vita diversi. Potrebbe essere necessario un po' di tempo ed esperimenti per trovare ciò che funziona meglio per te. Una volta scoperto, sarà più facile aderire a queste abitudini a lungo termine.

Uno degli aspetti più critici nel mantenimento delle abitudini è l'adattabilità. Le circostanze della vita cambiano e le nostre abitudini dovrebbero essere in grado di adattarsi a queste variazioni. Se un particolare regime alimentare o una routine di esercizi diventa insostenibile, dovremmo essere pronti a modificare o adattare le nostre abitudini per meglio allinearle alle nostre attuali circostanze di vita. L'obiettivo dovrebbe essere sempre il mantenimento di un equilibrio tra le esigenze fisiche, le responsabilità quotidiane e il benessere generale.

Nel perseguire una vita piena di salute, vitalità e benessere, l'adozione di un approccio di vita antinfiammatorio si rivela essere più che una semplice decisione dietetica. Si tratta, infatti, di un impegno di lungo termine che trascende il cibo che consumiamo, toccando aspetti fondamentali del nostro benessere complessivo. In questa prospettiva, è essenziale considerare la salute come un insieme di benessere fisico e mentale. Adottare una vita antinfiammatoria significa quindi nutrire la mente e il corpo nel loro complesso, riconoscendo l'interdipendenza tra i due e l'importanza di entrambi per un benessere duraturo.

Nel mondo di oggi, è facile essere travolti da ritmi di vita frenetici e da un costante sovraccarico di informazioni. Questo può portare a stress cronico, che a sua volta può innescare l'infiammazione e contribuire a malattie a lungo termine. L'attività fisica regolare è un contrappeso a queste tensioni moderne. L'esercizio fisico rilascia sostanze chimiche nel cervello, come le endorfine, che migliorano l'umore e riducono lo stress. Allo stesso tempo, contribuisce a mantenere un peso corporeo sano e a ridurre l'infiammazione.

Parallelamente a un regime di esercizio fisico, il benessere mentale gioca un ruolo cruciale. Tecniche come la meditazione e la mindfulness possono aiutare a ridurre lo stress e l'ansia, potenziando la nostra resilienza emotiva. Creare uno spazio per la quiete e la contemplazione nella nostra routine giornaliera ci aiuta a riconnetterci con noi stessi, allineando le nostre azioni con i nostri valori e aspirazioni più profondi. Inoltre, un atteggiamento positivo e l'accettazione di sé possono aumentare la nostra motivazione a intraprendere e mantenere comportamenti salutari.

L'alimentazione è naturalmente al centro di un approccio antinfiammatorio. Come abbiamo discusso nei capitoli precedenti, una dieta ricca di cibi integrali, ricchi di nutrienti e antinfiammatori può fare molto per ridurre l'infiammazione cronica e migliorare la nostra salute. Tuttavia, questa alimentazione dovrebbe andare di pari passo con il piacere di mangiare. La preparazione dei pasti può diventare un momento di creatività e di consapevolezza, mentre condividere un pasto con gli altri può essere un'opportunità per rafforzare i legami sociali e familiari.

In questo approccio olistico, nutrire la mente e il corpo va oltre l'idea di evitare malattie o disturbi. Si tratta di coltivare un senso di benessere e di appagamento che permea tutti gli aspetti della vita. Una vita antinfiammatoria, quindi, non si limita a cambiare ciò che mettiamo nel nostro piatto. Si tratta di come ci muoviamo, come gestiamo lo stress, come ci connettiamo con gli altri, e come viviamo in sintonia con i nostri valori più profondi.

Questo impegno verso un approccio olistico che nutre la mente e il corpo non è sempre facile. Richiede tempo, sforzo e una buona dose di gentilezza verso se stessi.

Ma i benefici che ne derivano sono di vasta portata e duraturi. Iniziamo a vedere i cambiamenti non solo nel nostro aspetto fisico, ma anche nel nostro stato d'animo e nelle nostre relazioni. Improvvisamente, ci rendiamo conto che ci sentiamo più energici, più presenti e più grati. I nostri pasti diventano momenti di nutrimento e non solo di alimentazione. Le nostre sessioni di esercizio si trasformano da compiti stressanti a momenti di rilassamento e rigenerazione.

Una vita antinfiammatoria non riguarda solo la prevenzione di malattie future. Riguarda il nostro benessere qui e ora. Riguarda il modo in cui viviamo ogni giorno, il modo in cui ci prendiamo cura di noi stessi e degli altri, il modo in cui apprezziamo i piccoli momenti di gioia e soddisfazione. Riguarda il modo in cui siamo in grado di rimanere centrati e equilibrati in mezzo agli alti e bassi della vita.

È importante ricordare, tuttavia, che non c'è una "taglia unica" per un approccio olistico alla vita antinfiammatoria. Ognuno di noi ha le proprie esigenze uniche e il proprio percorso da percorrere. Quello che funziona per una persona potrebbe non funzionare per un'altra. Ecco perché è importante ascoltare attentamente il proprio corpo e la propria mente, e fare le scelte che sentiamo più in sintonia con le nostre esigenze e aspirazioni personali.

Un approccio olistico alla dieta antinfiammatoria ci aiuta a comprendere che siamo più che la somma delle nostre parti. Siamo esseri complessi e interconnessi, le cui menti, corpi e spiriti hanno bisogno di nutrimento e cura. E mentre ci muoviamo lungo questo percorso, possiamo scoprire che una vita antinfiammatoria non è solo una scelta di salute. È una scelta di vita. È una decisione di vivere con intenzionalità, consapevolezza e gentilezza - verso noi stessi, verso gli altri e verso il mondo che ci circonda.

Questo sentiero verso un profondo e duraturo benessere, attraverso l'adozione di una vita antinfiammatoria, può essere intrapreso con determinazione e speranza. Tuttavia, va sottolineato che tale impegno va oltre la semplice adesione ad una serie di regole alimentari. Infatti, per navigare con successo questo percorso, è fondamentale la capacità di monitorare i progressi e adattarsi di fronte alle nuove scoperte che incontreremo.

Come un navigatore che regola la propria rotta in base ai venti e alle correnti, così anche noi dobbiamo imparare a regolare il nostro percorso in risposta ai feedback del nostro corpo e della nostra mente, modulando il nostro approccio all'alimentazione, all'attività fisica, al riposo e alle interazioni sociali in funzione di un continuo apprendimento e miglioramento.

Uno degli strumenti più potenti che abbiamo a disposizione per valutare i nostri progressi è la consapevolezza. Prendersi il tempo per riflettere su come ci sentiamo, sia fisicamente che mentalmente, dopo aver mangiato determinati alimenti, aver svolto determinati esercizi o aver interagito in determinati ambienti sociali, può fornire preziose informazioni. Ad esempio, potremmo scoprire che alcuni alimenti che pensavamo fossero salutari in realtà ci fanno sentire stanchi o irritabili. O potremmo notare che certi tipi di esercizio ci danno più energia di altri.

Un'altra strategia efficace per il monitoraggio dei progressi è tenere un diario di salute. Questo può includere note sul cibo che mangiamo, l'attività fisica che svolgiamo, le nostre reazioni emotive, e qualsiasi sintomo fisico che potremmo sperimentare. Con il tempo, questo diario può rivelare modelli e tendenze che altrimenti potrebbero passare inosservati.

Tuttavia, valutare i progressi non significa solo identificare ciò che funziona e ciò che non funziona. Significa anche celebrare le vittorie lungo il percorso. Ogni passo avanti, per quanto piccolo, è un segno che stiamo andando nella giusta direzione. Che si tratti di rinunciare allo zucchero raffinato, di iniziare una nuova routine di esercizio fisico, o di prendersi più tempo per il riposo e il relax, ogni miglioramento merita di essere riconosciuto e celebrato.

Ma che succede quando incontriamo ostacoli? Cosa succede quando ci sentiamo bloccati o quando ci sembra di regredire piuttosto che progredire? In questi momenti, è importante ricordare che il cambiamento non è un processo lineare. Ci saranno alti e bassi, successi e insuccessi. E proprio come un navigatore deve fare i conti con le tempeste così come con i venti favorevoli, dobbiamo essere pronti a navigare anche attraverso le difficoltà.

Qui entra in gioco l'adattamento. Forse dobbiamo apportare modifiche alla nostra dieta o alla nostra routine di esercizio fisico. Forse dobbiamo cercare il supporto di un professionista della salute o di un gruppo di supporto. Forse dobbiamo semplicemente concederci un po' di gentilezza e di pazienza.

Quindi, mentre ci avventuriamo nel mondo della vita antinfiammatoria, ricordiamoci che il nostro viaggio sarà tanto unico quanto noi stessi. Le strategie che funzionano per gli altri potrebbero non funzionare per noi, e viceversa. La chiave è ascoltare attentamente i segnali che il nostro corpo e la nostra mente ci inviano, e fare le modifiche necessarie con una mentalità aperta e curiosa.

Nel lungo termine, ciò che conta non è raggiungere la perfezione, ma piuttosto coltivare una vita equilibrata e salutare che ci permetta di prosperare. Ciò significa fare spazio per il piacere e il godimento, così come per il nutrimento e la cura di sé. Significa anche riconoscere che la nostra salute e il nostro benessere sono interconnessi con la salute e il benessere delle nostre comunità e del pianeta. Come tale, una vita antinfiammatoria non è solo un modo per migliorare la nostra salute personale, ma può anche essere un modo per contribuire a un mondo più sano e sostenibile.

Monitorare i progressi e adattarsi alle nuove scoperte sono passaggi cruciali nel viaggio verso una vita antinfiammatoria. Con consapevolezza, riflessione, e un impegno per il miglioramento continuo, possiamo trovare le strategie e le soluzioni che funzionano meglio per noi. Lungo il cammino, ricordiamoci di celebrare le vittorie, di affrontare le sfide con coraggio, e di nutrire la nostra mente e il nostro corpo con gentilezza e cura.

Per quanto possa sembrare un percorso impegnativo, la promessa di una vita più sana e più vibrante è un premio che vale la pena di perseguire. E ricordiamoci sempre che non dobbiamo percorrere questo cammino da soli. Che sia con l'aiuto di professionisti della salute, il supporto di familiari e amici, o la forza di una comunità globale di individui che perseguono obiettivi simili, ci sono risorse e supporto disponibili per noi. Quindi, con coraggio nel cuore e determinazione nello spirito, iniziamo questo viaggio verso una vita antinfiammatoria, un passo alla volta.

A partire dal piatto, ma andando oltre, questa avventura inciderà su come viviamo, come ci prendiamo cura di noi stessi e come ci relazioniamo con il mondo che ci circonda. Non si tratta di una soluzione temporanea a un problema di salute specifico, ma di una visione a lungo termine: una promessa di salute e benessere che dura tutta la vita, e che può essere trasmessa alle generazioni future.

Per mantenere i benefici della dieta antinfiammatoria per il resto della vita, è fondamentale continuare a educare se stessi, rimanere aggiornati sulle ultime ricerche scientifiche e sperimentare cosa funziona meglio per il proprio corpo e la propria vita. La chiave è creare un modo di vivere sostenibile e soddisfacente, che non si senta come una privazione, ma piuttosto come un'opportunità per nutrire il corpo e la mente con i migliori alimenti e abitudini di vita possibili.

Una parte fondamentale di questa visione a lungo termine è l'educazione delle generazioni future. Quando i bambini crescono vedendo i loro genitori e le loro figure di riferimento fare scelte alimentari sane e vivere uno stile di vita antinfiammatorio, sono più propensi a adottare queste abitudini anche loro. Non si tratta solo di insegnare loro quali alimenti sono salutari e quali no, ma di coinvolgerli attivamente nel processo, di farli partecipare alla preparazione dei pasti, di mostrare loro la gioia di mangiare cibi freschi e nutritivi, e di istruirli sull'importanza di prendersi cura del proprio corpo.

Soprattutto, è fondamentale trasmettere loro il valore della gratitudine: gratitudine per il cibo che nutre il nostro corpo, per la terra che lo produce, per le mani che lo preparano, e per la salute che ci permette di vivere una vita piena e vibrante. Quando cresciamo con un senso di gratitudine e rispetto per il cibo e per la salute, siamo più propensi a fare scelte che riflettono questi valori.

In un mondo in cui le malattie croniche e l'infiammazione sono sempre più diffuse, adottare e promuovere uno stile di vita antinfiammatorio non è solo un atto di cura di sé, ma anche un atto di responsabilità sociale e ambientale. Possiamo fare la nostra parte contribuendo a creare un futuro più sano e sostenibile per noi stessi, per le nostre famiglie e per le generazioni a venire.

Ricordiamoci che il viaggio verso la salute e il benessere non è una destinazione, ma un percorso continuo di apprendimento, crescita e adattamento. Ci saranno sfide lungo il cammino, ma con coraggio, resilienza e un senso di curiosità, possiamo navigare attraverso di esse e emergere più forti e più saggi. In ogni passo del cammino, celebriamo i nostri successi e apprezziamo i momenti di difficoltà, perché sono in questi momenti che impariamo di più su noi stessi e sulle nostre capacità di resistenza.

Ogni decisione che prendiamo, ogni pasto che consumiamo, ogni attività fisica che intraprendiamo, non sono solo azioni isolate, ma pezzi di un puzzle più grande che definisce la nostra salute e il nostro benessere complessivi.

Attraverso il mantenimento di uno stile di vita antinfiammatorio, non stiamo solo prevenendo malattie croniche, ma stiamo costruendo un fondamento solido per la nostra salute, che ci consentirà di vivere una vita lunga, attiva e soddisfacente.

Dobbiamo sempre ricordare che il nostro corpo è un sistema complesso e interconnesso. Quando nutriamo il corpo con cibi sani, ricchi di nutrienti e a basso contenuto infiammatorio, non solo miglioriamo la nostra salute fisica, ma influenziamo anche il nostro stato emotivo e mentale. Una mente sana è altrettanto importante di un corpo sano, e alimentandoci in modo adeguato, ci assicuriamo di mantenere entrambi in equilibrio.

Incoraggiando gli altri a intraprendere questo viaggio con noi, non solo sosteniamo la nostra comunità, ma contribuiamo a creare un mondo più sano e consapevole. Quando condividiamo le nostre conoscenze, le nostre esperienze e le nostre scoperte con le generazioni future, investiamo in un futuro più luminoso e sano per tutti.

L'ultima tappa di questo viaggio non si conclude con un traguardo, ma piuttosto apre la strada a nuove avventure. La dieta antinfiammatoria non è una soluzione rapida, ma una trasformazione dello stile di vita che richiede impegno, pazienza e dedizione. Tuttavia, i benefici a lungo termine per la salute, la vitalità e la longevità superano di gran lunga ogni sforzo.

Mentre continuiamo ad avanzare lungo questo percorso, ricordiamoci di godere del viaggio, di celebrare ogni piccola vittoria e di nutrire non solo i nostri corpi, ma anche le nostre anime. In questo modo, possiamo abbracciare una vita antinfiammatoria, non solo per noi stessi, ma per le generazioni a venire, seminando i semi di un'eredità di salute e benessere che fiorirà nei secoli a venire.

Se pensi che questo libro ti sia piaciuto e ti abbia aiutato ti chiedo solo di dedicare pochi secondi a lasciare una breve recensione su Amazon!

Grazie,

Claudia Moretti

Printed by Amazon Italia Logistica S.r.l.
Torrazza Piemonte (TO), Italy